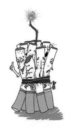

담배
탈출하기

개정판

서홍관 · 명승권 · 김 열 지음

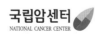

국립암센터
NATIONAL CANCER CENTER

【 내 죽음을 슬퍼할 사람이
단 한 명이라도 남아 있다면 】

우리나라에서 몇 사람이 모였을 때 가장 열띤 토론을 하게 되는 주제가 바로 교육과 건강이라고 한다. 특히 건강에 무관심한 사람은 없다. 농약을 안 쓴 유기농 채소를 비싸게 사먹고, 집집마다 온갖 비타민제와 근거도 없는 건강보조식품을 챙겨 먹는다. 주말마다 등산을 가거나 집 근처 학교 운동장을 수십 바퀴 도는 사람이 나날이 느는 것도 그 때문이다. 한데 이런 온갖 노력을 물거품으로 만드는 물건이 하나 있으니, 바로 담배다.

우리나라에서 일 년에 6만 2,000명이 담배 때문에 사망한다. 이를 365로 나누면 매일 170명이 사망하는 셈이다. 우리나라 사망원인 1위가 암이고, 2위는 뇌혈관 질환이며, 3위는 심장혈관 질환이다. 2위와 3위는 혈관이 손상된다는 점에서 사실상 같은 병이라 할 수 있다. 이들 3대 사망원인의 공통점은 흡연이 주된 요인이라는 것이다. 그러니 담배를 피우면서 건강 문제를 해결하겠다는 생각은 헛된 꿈이 아닐 수 없다.

게다가 암 중에서 사망률 1위가 남녀 공히 폐암이다. 폐암이 담배 때문에 발생한다는 사실은 모르는 이가 없다. 여성도 폐암이 1위라는 점은 여성 흡연이 비록 남성보다 적다고 해도 무시할 수준은 결코 아니라는 증거다.

우리나라에는 아직 1,000만 명의 흡연자가 있다. 오늘까지 큰 병이 없는 흡연자는 내일도 모레도 건강할 것으로 믿는다. 그러다 폐암 진단을 받게 되면 소스라치게 놀라며 담배를 끊지만, 80%가 3년 안에 사망한다. 금연하고 죽는다는 뜻이다. 따라서 금연을 할 시기는 폐암에 걸린 뒤가 아니라, 폐암에 안 걸린 지금이라는 뜻이다. 물론 폐암 진단 후라도 완치율을 높이려면 담배를 끊어야 한다. 폐암에 걸렸을 때도 계속 흡연을 하면 합병증이 늘어나고, 완치율이 떨어지기 때문이다. 한 마디로 하루라도 빨리 끊을수록 더 오래 살고, 더 건강하게 살 수 있다.

70년대와 80년대까지 국가가 담배를 전매청에서 만들어 팔았고, 군대에서 담배를 나누어주었으며, 우리나라에 금연구역이 없어서 모든 버스, 기차, 비행기에서, 또한 모든 실내에서도 흡연이 가능했다.

당시에는 어린이에게 툭하면 담배 심부름을 시켰다. 애들이 자는 방에서 어른이 담배를 피워도 이상하게 생각하는 사람이 없었다. 대학생이 되면 음주와 함께 흡연이 당연한 권리로 인식되어, 선술집에서 담배연기를 날리며 유식한 체하는 젊은이의 모습이 낭만이나 멋으로 채색되기도 했다. 성인 남성의 흡연율은 무려 80%에 이르렀고, 정상으로 간주되었다. 의사는 병원 안에서, 교사는 교실에서 학생들 앞에서, 가장은 집안에서 자녀들이 있는 곳에서 담배를 피웠다. 그러나 지금은 상전벽해가 되었다. 이제는 성인 남성 흡연율이 40%로 절반 이하로 떨어졌고, 흡연을 당연하게 생각하는 사람은 아무도 없다. 간접흡연에 대해서도 어마어마한 변화가 이루어졌다. 우리나라 인구 5,000만 중에서 비흡연자가 4,000만인데 이들은 흡연자의 잘못된 습관 때문에 자신이 발암물질을 마실 생각이 없다. 어느 부모라도 자신의 자녀가 담배를 피운다면 피우지 말라고 말리게 되었다. 심지어는 흡연하는 할아버지들은 손자를 안아보기도 힘들다. 손자도 냄새 난다고 싫어하지만 며느리도 흡연하는 할아버지가 자신의 아이를 안는 것을 용납하지 않기 때문이다.

흡연자들은 처음에는 거실에서 피우다가 베란다로 나갔고, 이제는 아파트 주차장 귀퉁이로 쫓겨나고 있다. 흡연자들은 이제 편하게 담배 피울 곳이 없다고 아우성이다. 주변을 한 차례 둘러보지 않고 담배에 불을 붙이는 흡연자는 찾아보기 어렵다. 흡연자들은 "담배 피우는 게 무슨 큰 죄냐"라고 하소연하지만, 흡연이 자기 건강을 망칠 뿐 아니라 주변 사람들에게까지 피해를 주는 게 사실이다.

당초 흡연을 시작하고 지금까지 지속해온 이유가 무엇이었든 간에, 이제부터라도 담배를 끊는다면 건강하고 깨끗하고 떳떳하게 살 수 있다. 인생에서 자신감을 가질 수 있고, 주변의 눈총을 덜 받게 된다.

그런데 문제는 금연이 쉽지 않다는 데 있다. 의지만으로 금연을 시도할 경우 1년 성공률은 5%에도 미치지 못한다. 흡연은 중독이다. 한 마디로 니코틴에 의한 중독이다. 따라서 금연은 의지만으로 되는 일이 아니다. 과학적으로 입증된 효과 높은 방법을 따라야 성공할 확률이 커진다. 주먹구구로 금연을 시작했다가는 실패하고, 자존심 상하고, 자신감도 무너지고, 부끄러움만 무릅쓰게 된다.

이 책은 흡연자가 금연하는 과정에서 꼭 필요한 정보를 전해주는 책이 없다는 현실을 아쉬워한 국립암센터의 금연전문가 서홍관, 명승권, 김열 세 명이 의기투합한 데서 출발하였다. 2010년 국립암센터 출판부에서 이 책이 발간된 뒤, 흡연자들의 적지 않은 사랑을 받아왔다.

그러나 8년이 지나면서 개정 작업을 서두르지 않을 수 없게 되었다. 가장 중요한 변화는 신종 담배들의 출현이었다. 특히 전자담배와 궐련형 전자담배(가열담배)의 출현은 흡연자들에게 많은 혼선을 주었다. 금연운동가들은 담배를 끊도록 돕고 있는데 담배회사는 흡연자들에게 우리가 안전한 담배를 만들었으니 금연하지 말고 자기들이 만든 담배를 죽을 때까지 피우도록 유혹한다. 따라서 신종 담배들에 대해서 제대로 된 정보를 제공해야 할 필요성이 시급해졌던 것이다.

또한 흡연자들의 금연을 돕는 국가지원 서비스가 엄청나게 달라졌다. 전국 보건소에는 금연클리닉이, 국립암센터에는 금연상담전화(1544-9030)인 금연콜센터가 만들어졌고, 병원에서는 금연 약물을 무료로 받을 수 있으며, 17개 지역금연지원센터에서도 금연을 돕고 있다. 이런 금연지원 서비스를 활용하는 방법을 상세하게 기술했다. 흡연자에 대한 금연지원은 명실공히 우리나라가 세계 1위이다. 이런 기회를 활용하면 금연성공률을 압도적으로 높일 수 있다.

높은 산을 오를 때 필수적인 등산 지도와 안내자처럼, 이 책은 금연이라는 험난한 산을 오르는 데 가이드의 역할을 해줄 것이 분명하다.

사랑하는 사람에게 주는 가장 귀한 선물이 바로 자신의 건강이다.
나는 흡연자들을 대상으로 강의할 때마다 이렇게 말한다.

당신의 인생에서 아직 하고 싶은 일이 남아 있다면,
당신의 인생에서 아직 사랑하는 사람이 남아 있다면,
당신의 죽음을 슬퍼할 사람이 단 한 명이라도 지구에 살아 있다면
금연을 선택하십시오.

정발산 자락에서 저자들을 대표하여 서홍관
– 한국금연운동협의회 회장, 국립암센터 금연지원센터장

차례

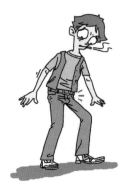

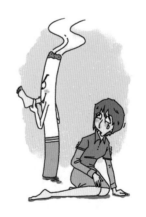

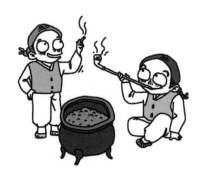

7. 담배 끊기 매뉴얼

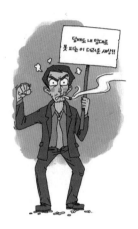

서장

【 왜 풀에 불을 붙여 연기를 마셨을까? 】

– 만병통치약에서 만병의 근원으로

담배는 아메리카 대륙에 자생하는 가짓과의 풀이었다. 이것을 토착 원주민들이 씹기도 하고, 불을 붙여 연기를 빨기도 했다. 부족회의를 할 때에는 윗사람부터 한 모금씩 돌아가면서 빠는 것이 의식(儀式)의 하나였다.

그럼 아메리카 원주민들은 흡연 때문에 건강을 많이 해쳤을까? 그러진 않았을 것이다. 우선 이들은 현대인처럼 담배를 아무 때, 아무 곳에서나 즐길 수 없었다. 담뱃잎은 갖고 다니기에 불편했을 뿐 아니라, 휴대한다 해도 성냥이나 라이터가 없던 시절에 담배를 피우려면 먼저 불부터 피워야 했기 때문이다. 따라서 이들의 흡연양은 현대인보다 매우 적을 수밖에 없었다.

또 한 가지, 당시 원주민의 평균수명이 20세 정도였다는 점도 감안해야 한다. 담배를 피우기 시작한 후 암이 발생하기까지 평균 25년 정도 걸리는 것으로 알려져 있다. 그런데 이들은 평균수명이 아주 낮고 질병과 전쟁 등 다른 이유로 사망하는 경우가 워낙 많았기 때문에 흡연으로 인해 앓거나 죽는 사람은 흔치 않았을 터이다.

1492년 아메리카 대륙을 발견한 콜럼버스는 원주민들로부터 말린 풀을 선물 받았는데 이게 바로 담배였다. 그의 부하들은 원주민과 어울려 담배를 피웠고, 유럽 대륙으로 전파했다. 처음에는 담배를 사탄의 선물로 보는 견해도 있었지만 프랑스의 외교관이자 학자였던 장 니코(Jean Nicot)가 약용으로 쓸 수 있다고 주장하여 담배가 널리 확산되는 데 큰 기여를 했다. 이 때문에 담배를 처음에는 니코티나(Nicotina)라고 부르기도 했으며, 지금도 니코틴(nicotine)이라는 성분명에 그의 이름이 남아 있다.

1565년 스페인 세비야의 의사이자 식물학자였던 니콜라스 모나르데스(Nicolas Monardes)는 담배의 여러 효능을 설명하는 소책자를 발간했다. 이 책은 담배가 인간의 뇌를 맑게 한다면서 '마음의 병, 구강 악취, 호흡 곤란'에 사용하라고 추천했을 뿐 아니라, 아예 모든 신체 기관의 질병에 효능이 있는 것으로 소개했다. 예컨대 지나치게 육식을 하는 어린이, 신장 결석, 촌충, 치통에도 좋고, 호랑이에게 물린 상처나 독화살 맞은 자리 등 온갖 상처에도 효과적이라고 했다. 심지어 '의사들이 모든 방법을 동원하고도 치료에 실패한' 비듬을 담배로 치료한 임상기록까지 소개했다. 요즘은 담배가 만병의 근원으로 간주되는데, 당시에는 거의 만병통치약처럼 여겨졌던 셈이다.

이렇게 되자 담배는 매우 빠른 속도로 유럽에 퍼졌다. 당시는 유럽 국가들이 한창 식민지를 개척하던 때였던 만큼 아프리카와 아시아에도 전파됐다. 이처럼 빠른 확산에는 무엇보다도 담배의 중독성이 큰 기여를 했으며, 담배를 약초로 이용하려는 생각도 한몫 했을 것이다.

우리나라에는 임진왜란 시기 또는 그 직후에 담배가 도입됐다고 한다. 유럽에 전파된 지 약 100년 만에 아프리카 남단을 돌아 인도양을 거쳐 일본을 통해 우리나라까지 온 것이다.

담배 소비가 20세기 들어 엄청나게 증가한 데는 몇 가지 요인이 작용했다. 우선 1880년 미국에서 궐련 제조기가 발명되어 궐련이 대량으로 생산되기 시작했다. 궐련〔卷煙〕이란 얇은 종이로 가늘고 길게 말아 놓은, 요즘 가장 많이 피우는 형태의 담배를 말한다. 1827년경 성냥이 발명되어 곧 보편화된 것도 담배 소비를 촉진했다. 20세기 들어 제1, 2차 세계대전 시기에 병사들에게 담배를 무료로 공급한 점도 흡연율을 올린 주요 요인이었다.

세계보건기구(World Health Organization, WHO)는 전 세계 인구 65억 명 중 흡연자가 10억 명쯤 되리라고 추산한다. 해마다 지구에서 약 700만 명이 담배 때문에 사망하며, 이 수는 결핵, AIDS, 말라리아로 인한 사망자를 다 합친 것보다도 많다. 우리나라에서는 해마다 6만 2,000명, 매일 170명이 담배 때문에 죽는다. 400년 전 만병통치약으로 선전되던 물질이 이제는 만병의 근원, 인류의 건강을 위협하는 최대의 적이 되어 버린 것이다.

유혹을 피우고 절망을 빨다 ①

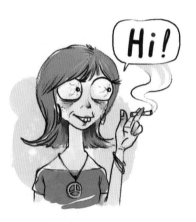

【 담배는 내게 과연 무엇인가? 】

〈사례 1〉

"신발에 흙이 많이 묻은 사람, 담뱃값을 모르는 사람은 즉시 신고하시오."

인왕산 자락에서 이런 말이 들어간 간첩신고 안내문을 읽으며 자라서일까, 나는 골초가 됐다. 간첩으로 오해받지 않으려고 담뱃값을 줄줄 외웠고, 외운 것을 동네 애들하고 겨뤘으며, 조금 커서는 종류별로 피워보기 시작했다.

과거에 담배는 거의 모든 성인 남자(그리고 일부 미성년자)의 필수품이자 사교 수단이었다. 나라 살림에 많은 돈이 필요했던 정부는 전매청을 세워서 '풍년초' '백조' '청자' '아리랑' '태양' '은하수' '거북선' 등 온갖 이름의 담배를 팔았고, 앞날에 그리 대단한 희망은 없어도 어른만은 빨리 되고 싶었던 사춘기 우리들은 담배를 피우면서 막연하게나마 저 이름들이 풍기는 희망과 활력의 느낌을 즐겼다. '재향 군인의 날' '납세의 날' '대통령 취임식' 등의 홍보 문구가 새겨진 담뱃갑을 통해 세상사도 알고, 니코틴을 매개로 한 토론에서 나름의 애국심도 키웠다.

군대에서 울뚝불뚝하면서도 탈영을 하지 않은 것은 아마도 공짜 담배 '화랑' 덕이었지 싶다. '화랑'이 스물 남짓 청년 내부의 갈등과 불만과 활화산 같은 열정을 달래주었는지도 모른다.

국가기관이던 전매청이 한국담배인삼공사로, 다시 주식회사

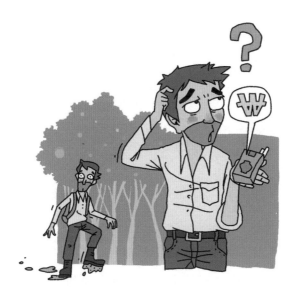

KT&G로 바뀌는 동안 나는 담배를 끊었다 피웠다 하기를 백 번쯤 반복했다. 회충을 다스리려고 담배 가루를 물에 풀어 마시다가 평생 담배를 피우시게 된 할머니가 그 사이에 돌아가셨고, 아버지를 포함하여 할머니가 낳은 여섯 자식 중 셋이 폐암으로 세상을 떴다.

내 피를 끓게 했던 사랑과 미움들이 거의 희미해져 버린 요즘 나는 늦둥이 고등학생 내 아들의 교복에서 그 푸르스름한 연기 내를 맡는다. 아뿔싸, 정신이 번쩍 든다. 아이한테만은 니코틴과 타르의 삶을 대물림하고 싶지 않았는데―.

어디서 보니 담배에 끌리는 이유의 20%쯤은 개인적 경험이고 20%는 사회적 환경이며 나머지 60%는 유전이라고 했다. 담배를 피우도

록 만드는 유전자는 없어도 끊는 것을 어렵게 하는 유전자는 많다고
하는데, 이제 어떡해야 하나. 내 아들도 나처럼 금연에 절망적인 인생
이 되면 어떡하나?

헬프 미!

― 50대 남자

〈사례 2〉

대학 새내기 때였다. 학과 행사로 일영에 동아리 행사 하러 갔다가
술자리에서 처음 담배를 피웠다. 성인식을 치르는 느낌으로, 진지함
과 장난기가 섞인 묘한 기분으로 한 개비를 빨았는데, 술과 담배가
상승작용을 했는지 장난 아니게 메스꺼웠다. 토하면서도 포기하지
않고 빨아댔다. 비겁하게 굴면 안 되는 통과의례라고 믿었기 때문이
다. 삶과 사회의 비밀 같은 게 푸릇한 연기 너머로 어렴풋이 보이기 시
작하는 듯도 했다.

이후 담배는 가방 속 주요 품목 중 하나가 됐다. 한 번은 아버지 앞
에서 실수로 가방의 내용물이 쏟아지는 바람에 가죽주머니에 꼭꼭 숨
긴 담배를 들켰다. 한동안 딸을 물끄러미 바라보시던 아버지는 "건강
에 안 좋다. 피우지 마라. 너를 믿는다"고 딱 세 마디를 하고 입을 다
무셨다.

졸업 후 골초인 남편과 결혼한 덕에 마음 편하게 집에서도 하루에
다섯 개비쯤은 얻어 피울 수 있게 됐다. 그러다 계획에 없었던 임신을

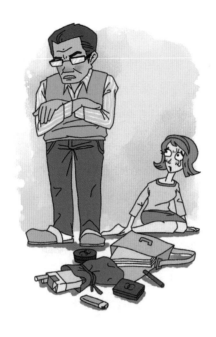

하는 바람에 황급히 금연을 하고는 내내 기형아를 낳지 않을까 하는 불안에 시달렸다. 그런데도 탈 없이 아이를 낳고선 미역국보다 담배 생각이 먼저 나던 이 집착이라니.

아이가 자주 감기에 걸리는 게 담배 탓 아닐까 자책하면서도 금연은 도저히 할 수 없었다. 많이 피우지는 않는다는 점 때문에 경계심도 적었다. 두 번째 임신을 했을 때 내가 얼마나 느긋했는가 하면, '이삼 개월 피우는 것인 데다 뻐끔담배니까 뭐 괜찮겠지' 생각할 정도였다.

4개월째에 검진을 받는데 태아가 숨을 쉬지 않는다고 했다. 며칠 후 다시 검사했는데도 마찬가지였다. 유산이었다. 담배 때문만은 아니었겠지만 고통스러웠다. 그 고통을 가라앉히려고 다시 담배를 찾았다.

아이가 스무 살이 되었고, 내 흡연 경력은 스물여섯 해가 되었다. 담배를 25년 정도 피우면 각종 암이 생기기 시작한다는 기사를 읽었다. 두려웠다. 주요 암 검사를 받아봐야 할 텐데 자신이 없다. 남편과 함께 담배를 끊기로 했다.

금연한 지 일주일째부터는 동네의 모든 담배 가게가 지뢰밭으로 보이기 시작했다. 그러다 도저히 참을 수 없어 담배를 사서 한두 대 피우고 나머지는 버렸다. 이런 짓이 반복됐다. 남편도 마찬가지였다. 함께 금연 지도서를 사서 읽고, 운동도 하고, 금연 껌을 씹었지만 해방은 없었다. 다시 흡연을 시작해 아직까지 피우고 있다.

피우고 끊고를 반복하다 보니 금연 기간은 건강을 회복해 재흡연을 하기 위한 준비 기간 같다는 생각까지 든다. 더 이상 내 의지로 끊을 자신이 없다. 그리 생각하니 스트레스가 생겨서 다시 한 개비를 찾는다.

— 40대 여자

〈사례 3〉

골목에 막 들어서는데 누가 내 이름을 부른다. 새 학기 첫날이었다.

학교에서 등신 소리를 듣던 애가 삐딱하게 빙글거리며 나를 불러 세운 것이다. 방학 중에 놈은 불쑥 키가 커 있었다. 옆에는 덩치가 크고 주먹깨나 쓰는 뒷자리 아이들이 서너 명 빈들대고 있었다. 왜 그래, 하며 다가간 나에게 놈은 담배연기를 훅 내뿜으면서 잘 지냈냐고 했다.

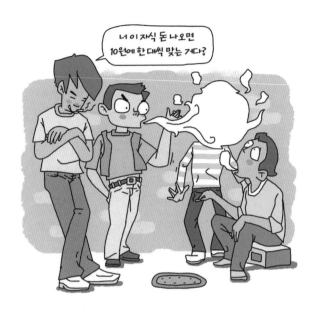

지난 학기까지와 달리 자신감이 있어 보였다. 어딘가 어두운 그림
자도 느껴졌다(왠지 그게 멋스러웠다). 방학 동안에 녀석은 불쑥 어른이
된 것이다. 내가 집과 학원을 오락가락하면서 여드름 고민을 하고 있
던 사이에 말이다. 나한테서 젖내가 나는 듯해서 부끄러웠다.

그날 나는 젖내를 담배 냄새로 바꾸기로 결심했다. 그 애들과 어울
리면 빨리 어른이 될 것 같았다. 패거리를 열심히 따라다니면서 내게
도 어둠의 그림자가 조금씩 짙어졌다. 그러다 어느 순간, 담배가 없
으면 내가 안절부절 못한다는 사실을 깨닫게 되었다.

이제 사회인이 되고 아버지가 되어 더 이상 어른 흉내를 낼 필요가
없어졌는데도 뭐가 모자라는지 나는 담배를 계속 피우고 있다. 어디
가 안 좋아서인지 툭하면 손이 벌벌 떨려 점잖은 자리에선 찻잔을 들

기가 겁이 날 지경인데도 담배는 놓지 못한다.

열다섯 살 이래 나는 완전히 담배에 포박되었다. 나는 담배의 노예다.

― 40대 남자

담배는 이처럼 유혹이자 절망이다. 그런 존재를 삶에서 제거하려면 먼저 니코틴 중독의 실체와 자신의 흡연 습관을 파악해야 한다. 나아가 금연을 도와줄 우군이 필요하다. 경우에 따라 쓰게 되는 금연 보조제도 우군이고, 결심이 흔들릴 때 옆에서 받쳐줄 가족이나 친구도 우군이다.

이 책을 읽는 이가 흡연자라면 담배를 왜 끊어야 하는지, 끊기 힘들었던 이유가 무엇이며 어떻게 하면 끊을 수 있는지를 알게 될 것이다. 이 책을 읽는 이가 흡연자를 사랑하는 사람이라면 왜 담배를 끊어야 하는지, 어떻게 하면 끊을 수 있는지를 그(녀)에게 이야기해 줄 수 있을 것이다. 또한 이 책이 사랑하는 이에게 꼭 주어야 할 선물임도 알게 될 것이다.

【 담배를 끊어야 할 이유 열 가지 】

1. 담배는 청소년의 신체 성장을 억제한다.

담배 속 유해물질은 성장호르몬의 분비를 교란하여 청소년의 신체 성장을 억제하고 폐기능, 심장기능, 뇌기능 등의 발달을 저해한다. 청소년 시기에 니코틴에 중독된 뇌는 어른이 되어서도 담배에 대한 갈망을 잊지 못하게 된다. 또한 숨어서 담배를 피우면 마음도 찌들게 된다.

2. 담배는 노화를 촉진한다.

투명한 피부의 자연 미인은 모든 여자의 꿈이다. 담배 속에 들어 있는 4,000여 종의 유해 화학물질은 몸속에 활성산소 즉 유해산소를 만들고, 활성산소는 피부 세포를 빨리 노화시킨다. 담배를 피우는 흡연자들이여 거울을 보라. 겉늙어가고 있지 않는가?

3. 집중이 안 되고, 스트레스가 많아지고, 일의 능률도 떨어진다.

흡연 욕구가 자주 일어나면 진득하게 앉아 일에 집중하지 못하게 된다. 스트레스 해소를 위해 담배를 못 끊는다고 하지만 같은 일을 하는 사람들은 흡연자건 비흡연자건 비슷한 정도의 스트레스를 받게 마련이다. 흡연자들은 담배를 스트레스 해소하려고 피운다지만 연구에 의하면 흡연자들은 스트레스가 더 높다고 한다. 일이 조금만 안 풀려도 주위의 눈치를 보면서 담배를 꼬나물어야 하니, 스트레스 요인이 하나 늘어날 뿐이다.

4. 담배는 남자를 고개 숙이게 한다.

담배는 성기능 발달을 억제하고 발기 능력을 저해한다. 담배를 피

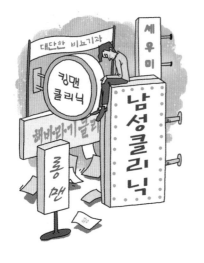

운 지 20년이 넘은 사람들이라면 대개 알거나 느끼면서도 잘 말하지 않는 비밀이다. 특히 청소년기에 흡연을 시작한 사람은 그렇게 될 확률이 아주 높다. 인터넷 팝업 광고에서, 전국 교차로 모퉁이의 플래카드에서 수시로 우리의 '기능'을 추궁해 오는 남성 클리닉들의 심문 대상이 되기 쉽다는 얘기다.

5. 담배는 여성 건강에 치명적이다.

담배를 피우는 여성은 폐경이 빨라진다. 생리불순이 잦고, 불임과 유산 확률도 매우 높다. 임신 중 흡연은 산모와 아기의 건강에 치명적이다.

6. 누구도 재떨이와 키스하지 않는다.

흡연하는 사람의 입과 몸, 옷에서는 담배에 찌든 냄새가 많이 난다. 나이가 들수록 더하다. 지하철에서 옆에 있던 사람이 슬쩍 다른 자리로 옮겨 가면 십중팔구 그 냄새 때문이다. 하물며 재떨이 냄새 나는 이성과 키스하려는 사람은 아무도 없다.

7. 담배는 주변 사람까지 병들게 한다.

불이 타고 있는 담배 끝에서 나오는 연기는 흡연자 자신이 필터를 거쳐서 빨아들이는 연기보다 훨씬 독하다. 각종 유해물질과 발암물질의 농도가 세 배에서 30배에 이른다. 흡연자 옆에 있는 사람은 생짜로 그 연기를 마시게 된다.

8. 담배는 가족의 건강을 갉아먹는다.

사랑하는 가족을 위해 베란다에 나가서 담배를 피운다고 해도 연기가 거실로 스며들기 쉽다. 집에서는 전혀 안 피운다 해도 담배에 들어 있는 독성물질은 흡연자의 몸과 옷에 묻어 가족들에게 전해진다. 흡연자의 아이가 폐렴에 걸리거나 천식이 생길 확률은 담배를 피우지 않는 부모 아래서 자라는 아이의 세 배, 흡연자의 배우자가 폐암에 걸릴 확률은 두 배나 된다.

9. 담배는 온갖 병을 불러온다.

담배로 인한 병이라면 흔히 폐암만 떠올린다. 담배연기의 발암물질이 가장 먼저 닿는 곳은 구강이고, 후두이다. 구강암에 걸리면 혀에도 암이 발생한다. 또한 연기에 들어 있는 발암물질은 폐에서 모세혈관으로 들어가 혈액을 타고 온몸에 퍼지기 때문에 전신에 암이 발생한다. 위암, 췌장암, 신장암, 방광암, 대장암, 백혈병 등 온갖 암 발생을 증가시킨다. 더 심각한 문제는 심장병이나 중풍이다. 담배에 들어 있는 독성물질들이 동맥경화를 촉진해 결국 혈관이 막히기 때문이다. 뇌혈관이 막히면 중풍이나 급사를 당하게 되고, 심장혈관이 막히면

끊어서 얻는 이득 스무 가지

1. 입이나 손, 몸에서 냄새가 나지 않는다.

2. 구박받고 왕따당하는 수모를 겪지 않아도 된다.

3. 몸에 에너지가 넘쳐 섹시해진다.

4. 걷기 대회, 마라톤 대회에 참가할 수 있다.

5. 얼굴색이 화사해지고 입술도 건강한 선홍색이 된다.

6. 기침과 가래가 사라져 목소리가 깨끗해진다.

7. 화재 걱정을 하지 않아도 된다.

8. 밥맛이 좋아지고 정신 집중이 잘 된다.

9. 호주머니가 깨끗하고 간편해진다.

10. 바지에 구멍이 나지 않는다.

11. 비행기에서 문 열고 나가 담배 피우고 싶은 생각이 안 든다.

12. 노예 생활에서 벗어난다.

13. 심장이 좋아진다.

14. 튼튼한 폐를 지니게 된다.

15. 건강한 아이를 낳는다.

16. 소화성 궤양이 사라진다.

17. 나중에 다리를 안 잘라도 된다.

18. 용돈이 절약되어 다른 취미생활을 할 여유가 생긴다.

19. 암에 덜 걸린다.

20. 오래 산다.

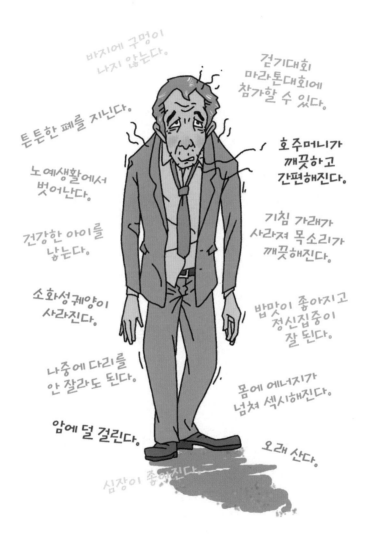

심근경색 즉 심장마비가 일어난다. 또 이런 병을 모두 피한다 해도 모든 흡연자는 결국 폐가 망가져서 만성폐색성 폐질환(COPD)에 걸려 숨쉬기조차 힘들게 된다.

10. 담배는 평균 수명을 약 10년 줄인다.

흡연은 '느리게 하는 자살'이다. 금연을 권하면 "너나 오래 살아. 난 짧고 굵게 살 거야" 하고 비웃는 사람도 있는데, 이는 미망이고 환상이다. 흡연자가 빨리 사망하는 것은 암과 심장병과 중풍과 폐병으로 시달리다 죽는 것이지 건강하게 있다가 사망하는 것이 아니다. 말년에 비실비실하며 병원 신세를 지게 되기 때문에 짧고 굵게 사는 게 아니라 '짧고 가늘게', 아니면 고통 속에서 '길고 가늘게' 살 가능성이 많아진다.

【 아편보다 더 독한 】

흡연자를 대상으로 한 대규모 조사연구 결과를 보면 응답자의 80% 이상이 담배가 건강에 해롭다는 사실을 알고 있으며, 70% 이상은 담배를 끊어야 한다고 생각한다. 흡연자의 3분의 1 가량은 매년 금연을 시도하지만, 그중 85% 이상이 금연 일주일이 되기 전에 다시 피우게 된다.

담배를 끊지 못하는 이유에 대해 많은 응답자가 '삶이 힘들고, 스트

레스가 많기 때문' 또는 '그저 습관 때문'이라고 말하지만, 실제 이유
는 흡연 욕구를 참기 힘들기 때문이다.

흡연자는 담배를 한 모금 빠는 순간 곧장 안도감과 쾌락을 경험한
다. 문제는 그러한 쾌락 자체라기보다, 담배를 피우지 않을 때의 금
단증상 때문에 흡연 욕구를 통제하기가 지극히 힘들다는 점이다. 스
트레스를 받으면 가슴이 답답해지고, 흡연 욕구가 솟는다. 이때 담배
를 피우면 잠시나마 초조함이 감소하고 안도감이 든다. 한데 그 효
과는 금방 사라진다. 한 개비를 다 피우고 시간이 조금 지나면 다시
불안, 초조, 짜증과 같은 금단증상이 발생해서 또 한 개비의 담배를
꺼내 물게 된다. 담배에 중독된 것이다.

알코올 중독, 마약 중독, 인터넷 중독 등의 '중독'이라는 말 속에는
'탐닉한다'는 뜻과 함께 '끊기 힘들다'는 의미가 들어 있다. 중독의 특
징은 그 대상을 얻게 되면 쾌락이나 안도감, 만족감 같은 긍정적인 기
분이 들며, 끊었을 때는 금단증상이 생겨 고통스러워진다는 점이다.
마약의 종류에는 아편(모르핀 · 헤로인), 코카인, 대마초, 기타 향정신성
의약품이 있다. 향정신성 의약품이란 인간의 중추신경계에 작용하여
각성이나 환각 등의 효과를 나타내는 것으로서 이를 오용 또는 남용
할 경우에 인체에 현저하게 위해가 있는 물질을 말한다.

담배를 마약인 아편, 대마초와 비교해보면 그 해로움이 더
욱 분명해진다. 아편의 성분은 모르핀을 포함한 20여 종의 알
칼로이드(alkaloid)이고, 대마초의 성분은 테트라하이드로카나비
놀(Tetrahydrocannabinol, THC)을 포함한 60여 종의 카나비노이드

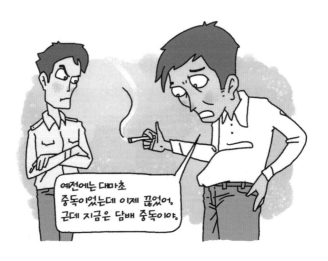

(cannabinoid)이다(알칼로이드란 질소를 함유하고 있는 염기성 유기화합물을 가리킨다. 식물들이 물질대사를 하는 가운데 폐기물로 분비하는 산물로 추정되며, 인간의 중추신경계에 강한 영향을 미친다. 대다수의 약물과 기호품이 일으키는 도취 효과는 알칼로이드에 의한 것이다. 카나비노이드는 대마초에 들어 있는 화학물질로서 동물의 신경 및 면역 계통에도 자연적으로 존재한다). 이에 비해 담배에는 니코틴, 페놀, 벤젠, 톨루엔, 벤조피렌, 암모니아, 청산가스, 카드뮴, 비소 등을 포함한 4,000여 종의 화학물질이 포함되어 있고, 그중 확인된 A급 발암물질만 20여 종에 이른다. 아편은 중추신경을 억제하고, 대마초는 중추신경을 흥분시키거나 억제하고 환각작용을 유발하며, 담배는 중추신경과 말초신경을 흥분·마비시키는 약리작용을 한다.

아편의 경우에는 진정·진통 작용이 있어 마취 보조제로 사용할 수 있으나 대마초와 담배는 의약 용도로는 전혀 쓸모가 없다. 중독성에 따라 분류하면 대마초는 중간 정도의 중독성을 지니며, 아편과 담배는 거의 비슷한 습관성 중독을 유발한다. 이들이 낳는 부작용을 보면 아편은 구토, 두통, 호흡 억제, 혼수상태 등을 유발하고, 대마초는 두통, 환각 증세, 폐질환과 불임을, 담배는 폐암, 심근경색, 뇌경색, 불임 등을 일으킨다.

담배를 피운다는 것은 취미나 습관이 아니라 니코틴 중독이라는 질병이다. 담배는 대마초와 아편보다도 중독성이 강한 물질이어서, 피우다가 끊는 경우에는 여러 금단증상이 나타난다. 가볍게는 집중력 저하, 피로, 안절부절못하기 등에서부터 신경질, 짜증, 분노, 불안, 홍분, 격분, 수면장애, 우울증에 이르기까지 마약의 경우와 비슷한 금단증상들이 나타난다. 이러한 증상은 금연 후 몇 시간 내에 발생하여 1~2일에 최고조에 달하며 3~4주가 지나면 줄어든다. 담배는 독극물이자 마약이다.

【 저타르 · 저니코틴이라는 속임수 】

타르는 화학물질의 복합체다. 일반적으로 석탄, 석유, 목재, 기타 유기물을 건류 또는 열분해할 때 생성되는 흑갈색의 끈끈한 물질을 타르라고 한다. 목재를 건류하면 목타르가 생기고, 석탄을 열분해하면 콜타르가 생긴다. 담배와 관련해서 말하는 타르는 물론 콜타르와는 성분이 다르다.

담배의 타르는 담배를 피운 뒤 필터에서 볼 수 있으며, 담배연기를 화장지에 뿜어서도 확인할 수 있다. 담배의 독특한 맛은 바로 이 타르에서 나온다. 흡연이 몸에 해롭다고 하는 것은 주로 타르 때문이며, 발암성 물질도 여기에 들어 있다. 흡연자들의 폐를 새까맣게 변색시키는 것, 흡연자들의 가래에 섞인 새까만 점들, 이 모두가 타르다. 하루에 한 갑씩 담배를 피우는 경우, 1년이 지나면 폐 속에 종이컵 한 잔 정도의 타르가 축적된다고 한다.

담배가 해롭다는 사실이 상식이 되면서 담배의 타르 양은 지속적으로 낮아지고 있다. 타르와 니코틴은 대략 10대 1의 일정한 비율로 유지되기 때문에 저타르 담배는 저니코틴 담배이기도 하다.

1964년에 미국 보건복지부 산하 공중보건국장이 담배가 폐암을 유발한다고 공식적으로 발표하자 담배 회사들은 처음에는 필터 담배를 생산하면서 마치 독성물질을 제거하는 것처럼 선전했다. 그러나 사실 필터를 통해서 걸러지는 독성물질이 극히 일부에 불과하다는 사실이 알려지자 이번에는 이른바 '순한 담배'인 저타르와 저니코틴 담배를 생산하기 시작했다.

담배 한 개비에 들어 있는 타르와 니코틴 양이 적으면 건강에 덜 해로우리라고 생각할 수 있다. 그러나 과연 그럴까? 우선 담배 포장에 표시된 타르와 니코틴 함량이 어떤 방식으로 측정되는지부터 알아둘 필요가 있다.

미국 연방통상위원회(Federal Trade Commission, FTC)에서는 담배연기

에 포함된 타르와 니코틴의 함량을 분석하는 작업에 1930년대에 개발된 기계를 사용하고 있다. 이 분석기계는 한 개비의 담배를 사용하여, 1분에 한 번씩 35㎖의 담배연기를 2초간 흡입했을 때 포집되는 타르와 니코틴의 농도를 측정한다. 다시 말해서, 담배 포장에 표시된 타르와 니코틴 함량은 흡연자가 실제 흡입하는 양을 의미하지 않는다.

결론부터 말하면 저타르 · 저니코틴 담배로 바꾸더라도 몸에 들어오는 양에는 차이가 없다. 왜냐하면 저타르 · 저니코틴 담배로 전환하게 되면 흡연자들은 이전에 받아들이던 니코틴 용량을 유지하기 위해 여러 가지 보상행동을 한다. 연기를 좀 더 자주 빨아들이고, 보다 깊이 들이마신다. 실제로 한 연구에 따르면 저니코틴 담배 흡연자는 1분에 평균 2~4회를 빨아들이고, 한 번에 빨아들이는 양도 최대 55㎖까지로 증가했음을 보고하였다.

저타르 · 저니코틴 담배의 속임수는 필터에 뚫어 놓은 수많은 작은 구멍들에 있다. 실제 담배를 꺼내 확인해 보자. 이 담배 필터에 나 있는 공기구멍들이 실제 흡연 시에는 입술이나 손가락에 의해 막히는 데 비해, 기계로 측정할 때는 열려 있어 연기가 빠져나가기 때문에 타르나 니코틴의 함량이 낮게 측정된다. 의심된다면 지금 피우고 있는 담배 필터의 구멍들을 입술이나 손으로 막지 말고 피워보라. 공기에 희석되어 담배 맛이 너무나 싱거울 것이다. 이처럼 필터에 구멍을 뚫고 측정하고는 타르 농도가 낮은 담배라고 주장하는 것이다.

미국의 한 연구결과에 의하면 1959년부터 1972년까지 담배 종류에 따른 흡연양의 변화를 살펴본 결과, 타르 함량이 1㎎ 감소할 때마다 하루 피우는 담배의 양이 2.3개비씩 증가했다고 한다.

지금까지의 연구들을 종합해 보면 저타르·저니코틴 담배를 피우는 사람과 보통 담배를 피우는 사람의 폐암 발생 위험도에는 별 차이가 없다. 1982년부터 6년간 100만 명의 사람을 추적 관찰한 연구에 따르면, 초저타르 담배(1개비당 타르 7㎎ 이하)를 피운 흡연자와 저타르 담배(1개비당 타르 8~14㎎)를 피운 흡연자 사이에 폐암 발생률의 차이는 없었다. 그 이유는 앞서 언급한 바와 같이 저타르 담배를 피우는 사람들의 경우 보상적 흡연을 하면서 저타르 담배 흡연자와 비슷한 양의 타르를 흡입했기 때문이다. 오히려 흡연자 당 폐암 환자가 증가했는데 그것은 그 기간 동안에 흡연자들의 흡연 시작 연령이 낮아졌기 때문이었다.

저타르 담배를 피우는 효과는 엉뚱하게 나타났는데, 흡연자들이 보다 깊숙이 담배를 빨아들이면서 발암물질이 폐의 말초 부위까지 들어가서 폐의 중심부에 잘 발생하는 편평세포암보다 말단의 선암(腺癌)이 증가하는 효과만 있었다.

【 63빌딩이든 삼일빌딩이든 】

흡연자들이 흔히 착각하는 것이 흡연양을 줄이는 절연(節煙)의 효과다.

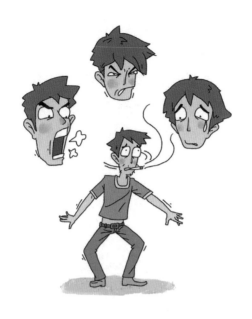

흡연자들은 하루에 대여섯 개비 이하만 피우거나, 연기를 목 너머로 깊이 들이마시지 않는 이른바 '뻐끔담배'를 피우면 건강에 큰 무리가 없으리라고 생각하는 게 보통이다. 한데 뻐끔담배를 피운다는 사람들을 대상으로 소변의 니코틴 양을 측정했더니 일반적인 흡연자와 별 차이가 없었다. 물론 하루에 두 갑 이상을 태우는 사람과 다섯 개비 이하를 태우는 사람은 차이가 있다. 하지만 지속적으로 피운다는 점에서 중독이기는 마찬가지고, 언제든지 다시 흡연양이 늘어날 수 있다.

이들은 "나는 많이 안 피우니까 뭐." "조금 피우는 정도니까 아무 때든 끊을 수 있어." "곧 끊어야지. 우선은 비타민을 잘 챙겨 먹으면 될 거야." 따위로 자기위로를 하고 그냥 넘어가기 때문에, 금연할 생각을 안 할 위험성도 높다.

이런 사람의 착각을 단번에 깨뜨리는 좋은 비유가 있다. 흡연자가 상담을 하면서 "담배를 끊지는 못해도 줄이면 그래도 좀 낫지 않겠습니까?"하고 물을 때 농반진반으로 들려주는 말이다.

"글쎄요. 63빌딩에서 떨어지는 것하고 삼일빌딩에서 떨어지는 것의 차이 정도는 있을지 모르지요."

【 가난한 사람들이 담배를 더 피운다? 】

우리나라에서도 소득에 따라 건강격차가 존재한다. 즉 고소득층에 비해 저소득층은 질병에 잘 걸리고, 수명도 짧다. 그렇게 되는 이유는 저소득층은 평소 건강관리도 부족하고, 조기진단도 잘 이루어지지 않고, 질병에 걸렸을 때 치료 포기도 많고, 또한 위험한 직업에 종사하기 때문이다. 건설현장에서 사고가 나서 사람이 죽거나 다쳤다면, 그 회사의 사장이나 이사가 다칠 확률보다는 가장 낮은 직급의 노동자가 당할 확률이 높은 것이다. 문제는 과거에는 소득이 높거나 낮거나 성인 남성흡연율이 비슷했지만, 최근 금연 분위기가 높아지면서 소득이 낮은 계층의 흡연율이 고소득층에 비해 서서히 떨어지기 때문에 흡연율 격차에 따라 건강격차가 더 벌어지는 점이다.

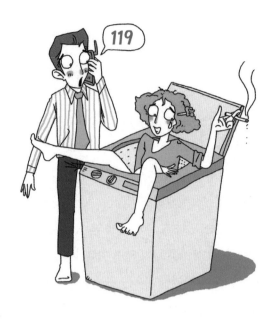

　실제로 금연사업을 할 경우 저소득 계층을 상대로 하는 금연사업은 사업효율이 떨어질 가능성이 높다. 이들은 금연동기도 높지 않고, 금연사업에 대한 정보도 약하기 때문이다.

　사회적 지위가 높은 계층의 남성 생존율을 28년간 추적 관찰한 결과 흡연자는 25%, 비흡연자는 53%인 데 비해 사회적 지위가 낮은 계층의 남성 생존율은 흡연자 18%, 비흡연자는 36%였다는 연구결과도 있다.

【 남몰래 피우고 나도 몰래 겉늙고 】

담배를 피우는 청소년은 성인의 경우보다 고민거리와 문제가 더 많다. 학교에도 가족에게도 흡연 사실을 숨겨야 하고, 담배 냄새를 없애야 하며, 담뱃값 조달에 고심해야 한다. 게다가 흡연은 신체적 발달뿐 아니라 사회·정신적 발달에도 적잖은 지장을 준다.

몰래 피우는 이유는 뻔하다. 교사에게 혼나거나 정학당하지 않기 위해서이며, 부모에게 상처를 주지 않기 위해서다. 또래 관계 역시 중요하게 작용한다. 함께 담배를 피우는 친구들과의 우정을 저버리기가 쉽지 않다. 하지만 남몰래 함께하는 행동은 또 다른 일탈로 이어지기 쉽다.

담배를 피운 후 몸과 옷에 배는 악취는 흡연자끼리도 역겹다고 느낄 만큼 강하다. 담배연기 속에는 니코틴 외에도 아세톤, 포름알데히드, 나프탈렌, 페놀, 벤조피렌 등의 휘발성 물질과 비닐 클로라이드, 우레탄, 톨루엔 등의 고분자 화합물이 불에 타면서 냄새를 낸다. 그래서 담배를 피운다는 사실을 숨기기란 정말 쉽지 않다. 본인은 잘 숨기고 있다고 생각하지만 가족들은 대부분 알고 있다. 무안을 주지 않고 모르는 척하다 보면 스스로 끊지 않을까 하고 간절히 바랄 것이다.

청소년만이 아니다. 때로는 가장들도 흡연 사실을 가족들에게 숨긴다. 혹은 피워도 조금만 피운다고 항변한다. 가족들의 걱정과 잔소리를 줄이기 위해서다. 담배를 피우는 여성 대부분도 가족에게 숨긴다. 남자든 여자든 숨길 대상은 가족만이 아니다. 요즘 대부분의 직장에서도 금연 분위기가 확대되는 상황이다. 그래서 흡연 사실을 친한 동료 몇 명 말고는 모르게 하는 경우도 있다.

담배를 피우는 사람은 대인관계에서 비호감으로 분류되기 쉽다. 몸과 입에서 냄새를 풍기고, 함께 있는 자리에서 혹은 수시로 들락거리면서 담배를 피우니 좋은 인상을 주기가 어렵지 않겠는가.

세포 기능의 저하와 세포 수명의 단축이 바로 '노화'다. 담배를 피우는 사람은 피부와 신체기능의 노화가 빨라서 겉늙어 보인다. 한창 성장기에 있는 청소년일수록 이런 영향을 더 크게 받아 변화가 빨리 나타난다.

【 졸아드는 남성성 】

담배를 피운 지 20년 넘은 사람들이라면 대개 알고 있고 두려워하는 것 중 하나가 졸아드는 남성성, 즉 성기능의 저하다. 어디 가서 내놓고 말하기 어려운 고민이며, 남성을 전전긍긍하게 만드는 요소다.

담배를 피우면 뭔가 섹시해 보이는 걸로 착각하지만 실은 그 반대다. 미국의 마켓 조사기관인 '원폴(OnePoll.com)'이 남녀 3,000명을 대상으로 여론 조사한 결과 건강한 남자는 하루에 평균 13차례 섹스를 생각한다는데, 심한 골초는 생각만 굴뚝이지 실행은 어려워지기 십상

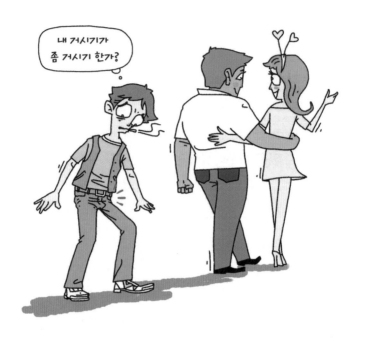

이다. 2000년 미국에서 발표한 어느 설문조사를 보면 비흡연자는 한 달에 11.6회 섹스를 하는 데 비해 흡연자는 5.7회에 그쳤다. 발기 능력을 포함한 성기능이 떨어져 있기 때문이다.

담배의 타르 성분에 들어 있는 유해물질과 고분자 화합물이 혈관을 노화시켜서 탄성을 잃게 하고, 혈관 확장 능력을 저하시켜 고혈압을 유발하며 심하게는 발기불능을 초래하는 것이다. 발기는 혈관이 확장해서 나타나는 현상이기 때문이다.

연구결과에 의하면 흡연자는 비흡연자에 비해 발기부전이 될 확률이 1.4배 높아진다.

8cm 길이의 하얀 악당에게 자신의 열정을 모두 바치고, 막상 사랑하는 여자에겐 남자 구실을 못하는 씁쓸한 남성이 되기 쉽다. 성기능장애는 남자의 삶 전체를 뒤흔든다. 섹스에 자신이 없는 남자는 매사에 자신이 없어진다. 겉으로 몸짱이면 뭐하나, 속은 몸꽝인걸. 오히려 속 빈 강정이라는 여자들의 비웃음이나 사기 쉽다. 자기 몸을 자유자재로 사용할 수 없을 때 삶에 대한 자신감은 뚝 떨어지기 마련이다.

담배에 대한 잘못된 환상

1. 나는 내 의지에 따라 흡연한다.
2. 나는 담배를 단지 기호품으로 즐긴다.
3. 담배연기와 함께 스트레스가 날아간다.
4. 담배를 꼬나물면 집중력이 높아진다.
5. 담배를 피우면 자신감이 생긴다.
6. 가끔씩만 피우기 때문에 중독이 아니다.
7. 금연 따위는 언제라도 할 수 있다.

그래서 당신은 금연이 가장 어려운 사람이다!

니코틴 중독자의 생태

1. 빨리 걷거나 계단을 걸어 올라갈 때 숨이 차 몇 번을 쉰다.

2. 감기에 자주 걸린다.

3. 말을 할 때 입에서 냄새가 난다.

4. 침을 자주 뱉어 불결해 보인다.

5. 목에서 고양이처럼 가르릉거리는 소리가 난다.

6. 옷에서 냄새가 난다.

7. 손이 바들바들 떨린다.

8. 기운이 없고 만사가 귀찮다.

9. 자신감이 없다.

10. 자신이 수치스럽다.

11. 죄를 짓고 사는 기분이다.

12. 늘 안달복달한다.

13. 불면증에 시달린다.

14. 언젠가 폐암에 걸릴지도 모른다는
    생각에 불안하다.

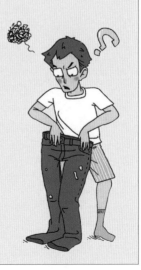

담배 권하는 사회 ❷

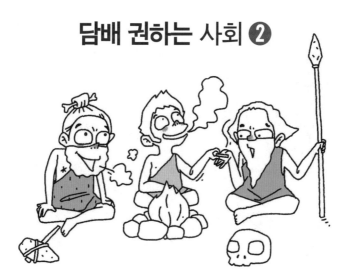

【 여성의 소망과 미망을 노린다 】

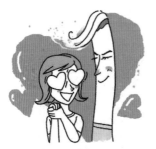

담배를 만나 첫눈에 반했다.

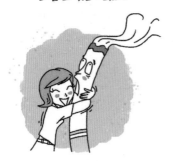

널 만나 정말 행복했다.

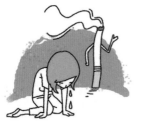

그리고, 난 병이 들어 버림받았다.

마릴린 먼로가 가늘고 긴 담배를 우아하게 피우고 있다. 멋진 드레스에 명품 보석으로 치장한 모델이 가죽 소파에 비스듬히 기대앉아 가느스름한 담배를 피운다. 여성을 노리는 담배회사의 광고 이미지들이다. 보는 사람으로 하여금, 가늘고 긴 담배를 피우면 광고 속 미인들처럼 세련되고 우아한 이미지를 연출할 수 있다는 착각에 빠지게 만든다.

1960년대부터 여성의 사회적 지위가 향상되자 눈치 빠른 담배회사들은 젊은 여성층을 '황금 알을 낳는 오리'로 보고 공략하기 시작했다. 수백억 원을 들인 조사연구 끝에 슬림한 담배, 세련된 향과 맛을 지닌 담배를 개발하고 여성 심리의 온갖 측면을 광고에 이용했다. 여성들은 가늘고 기다란 담배를 피우면 자신도 광고

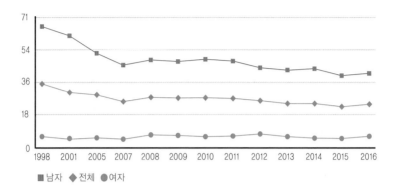

71

54

36

18

0

1998 2001 2005 2007 2008 2009 2010 2011 2012 2013 2014 2015 2016

■ 남자 ◆ 전체 ● 여자

〈우리나라 성인 흡연율〉
- 출처: 보건복지부, 국민건강영양조사

속 모델처럼 될지 모른다는 무의식적인 기대 속에 너도나도 그런 담배를 피워댔다. 흡연은 여성의 자유와 평등과 당당함을 표현하는 행위가 되었다. 여전히 남성 중심인 사회였지만, 적어도 흡연에서는 남녀평등이 구현되는 형국이었다.

우리나라에서도 여성의 흡연율은 좀처럼 줄어들지 않고 있다. 성인 남성의 흡연율이 뚜렷하게 줄어든 것과는 대조적이다. 전화 설문조사에서도 여성들은 대개 흡연 사실을 숨기기 때문에, 많은 전문가들은 실제 여성 흡연율이 조사된 흡연율의 두 배가 넘으리라고 본다.

이런 여성 중에는 담배를 즐거움이자 친구로 받아들이면서 담배에 대한 애착이 남자보다 더 심한 이가 적지 않다. 담배가 사실은 아름다움의 강적인데도 말이다. 실제 여성은 니코틴에 더 쉽게 중독되고, 그 갈망을 잘 해소하지 못한다고 한다. 그 이유 중 하나가 여성호르몬이 체내 니코틴의 분해를 촉진시켜, 일단 중독된 여성 흡연자의 니코틴 갈망을 가중시킨다는 것이다. 또한 여성들은 사회문화적으로 대놓고 흡연하기가 힘들어, 숨어서 몰아 피우는 경향이 있다. 이렇게 피운 담배연기 속에 있는 일산화탄소와 니코틴은 얼굴을 검고 생기 없게 만들며, 주름살도 많이 지게 한다. 골초 여성은 삼십 대라 해도 피부가 오륙십 대 같을 수 있다.

담배를 피우면 그 자극 때문에 미각과 후각이 둔해져서 음식의 맛과 냄새를 미세하게 구분하기가 어려워지는데, 이 점도 남성보다 여성에게 더 큰 문제가 된다.

여성은 남성보다 보통 체구가 작아 폐 용적이 작으므로 같은 흡연양에도 남성보다 폐암 발병률이 1.5~2배가량 높아진다. 여성이 피우는 한 갑의 담배가 남성으로는 약 두 갑을 피우는 격이라는 뜻이다. 게다가 오랜 흡연으로 인해 폐에 만성염증이 생겨 호흡곤란을 초래하는 '만성폐쇄성 폐질환'으로 인한 사망률이 여성 흡연자의 경우 10배까지 높아진다. 이런 현실에도 불구하고, 살을 빼려고 부러 담배를 피운다는 여성도 많다. 흡연을 하면 니코틴이 타액이나 위장의 소화액 분비를 감소시켜 소화흡수력이 떨어지고, 메슥거림이 생겨 입맛이 줄기 때문에 살이 빠질 수 있다. 하지만 이건 어디까지나 '덜 먹어서' 살이 빠지는 것이지 담배 자체가 살을 빼주는 것은 아니다.

【 돈을 피우다 】

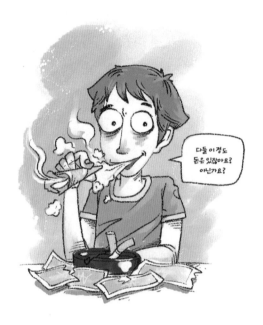

금연은 건강에 좋을 뿐 아니라 경제적으로도 무시할 수 없는 이득을 준다.

하루에 한 갑을 피운다면 가장 많이 팔리는 담배 가격을 기준으로 해서 한 달에 4,500원×30일=135,000원, 1년이면 4,500원×365일=1,642,500원, 25년을 피웠다면 41,062,500원이 된다. 흡연에 소모하는 시간을 한 개비당 5분이라고 하면, 하루에 5×20=100분, 1년이면 25일을 담배를 피우면서 보내게 된다.

흡연과 관련된 질병으로 인한 경제적 손실은 전 세계에서 연 2,000억 달러로 추산되고, 그 절반은 개발도상국에서 발생한다. 우리나라의 흡연 피해액도 연간 10조 원에 이르는 것으로 추정된다. 어린이들이 태어나서부터 만 12세가 될 때까지 간접흡연 때문에 받는 피해를 돈으로 계산해보니 33만~99만 달러라는 연구도 있다.

한 연구를 보면 65~74세의 남자 흡연자는 비흡연자에 비해 의료비를 40%나 더 쓰고, 같은 나이의 여자 흡연자는 25%를 더 쓴다. 이 외에도 흡연자는 결근, 보험료 인상, 생산성 저하 등으로 많은 손실을 입게 된다. 의료비와 질병, 사망으로 인한 경제적 손실을 돈으로 환산할 경우 1984년 한 해 동안의 손실은 전 세계에서 537억 달러에 이르렀다.

그러니 금연은 단순히 담뱃값을 아끼는 것만이 아니라 의료비를 절약하는 효과, 질병과 사망으로 인한 경제적 손실을 줄이는 효과도 있음을 알아야 한다.

금연 후 시간 경과에 따른 신체의 이득은 오른쪽 표와 같다.

【 담배가 곧 스트레스 】

흡연자들은 스트레스 때문에 담배를 피우고, 스트레스 때문에 담배

20분 후	심박동수와 혈압이 줄어든다
12시간 후	혈중 일산화탄소 농도가 정상으로 돌아온다
2주~3개월 후	혈액순환이 개선되고 폐기능이 좋아진다
1개월~9개월 후	기침과 숨가쁨이 줄어들고 기관지 섬모운동이 정상적으로 기능하기 시작하면서 기관지에 쌓여 있던 가래들이 폐출되며, 폐 감염의 위험성이 줄어든다
1년 후	심장혈관질환의 위험성이 흡연자의 절반으로 줄어든다
5년 후	금연 5~15년 후에는 뇌졸중 위험성이 비흡연자 수준과 같아진다
10년 후	폐암 사망률이 계속 흡연하는 사람의 절반 정도로 줄어든다 구강암, 후두암, 식도암, 방광암, 자궁경부암, 췌장암의 위험성도 역시 줄어든다
15년 후	심장혈관질환의 위험성이 비흡연자와 같아진다

-출처:미국 암협회(American Cancer Society)

를 끊기 힘들다고 말한다. 정말 그럴까?

그동안 발표된 많은 연구결과를 보면 오랫동안 담배를 피운 사람은 담배에 대한 갈망에 따르는 불안·초조 때문에 오히려 스트레스에 훨씬 취약해진다고 한다. 조그만 스트레스에도 가슴이 답답해지고 화가 치밀어 오르면서 흡연 욕구를 느끼게 된다는 얘기다.

금연을 시작하면 스스로 느끼는 스트레스의 정도가 낮아진다. 즉, 스트레스를 감당해내는 능력과 수용성이 커진다는 것이다.

따라서 스트레스 '때문에' 담배를 피워야 한다는 널리 퍼진 생각은 착각이다. 스트레스는 누구나 겪는 것인데, 흡연자는 같은 정도의 스트레스에도 비흡연자보다 더 초조하게 반응하고 흡연을 통한 순간적 안도만을 추구하기 때문이다.

스트레스를 어떻게 푸나 하는 생각 때문에 금연을 망설일 필요는 없지만, 금연을 시작한 직후에는 가급적 스트레스 받는 상황을 피하는 편이 좋다. 담배에 대한 갈망과 금단증상으로 인한 스트레스를 감당하기에도 벅찰 터이기 때문이다. 갈등이 될 만한 논쟁을 당분간 피하고 술자리도 피하면서 가벼운 운동을 하고, 영화 보기, 음악 감상 등 즐거운 일을 찾아서 하는 게 좋다.

【 뚱보 될까 두려워 】

청소년기에 남학생들은 주로 또래 집단과 어울리려고, 여학생들은 살찌는 것이 두려워서 담배를 피우기 시작한다.

담배를 피우다가 끊으면 약 20% 정도에서 2~5kg의 체중이 늘 수 있다. 하지만 이는 생으로 살이 찌는 게 아니고, 실제로는 흡연으로 인한 식욕 감퇴와 만성 저산소증에 의한 대사장애 탓에 줄었던 체중이 다시 회복되는 것이다.

그런데도 몸무게가 는다며 담배 끊기를 두려워하는 이가 많다. 하지만 체중 증가로 인한 손실보다는 금연에 따른 이득이 훨씬 크다. 체중은 칼로리 섭취 정도와 활동량에 밀접히 관계되므로 흡연이나 금연이 체중 증감의 직접적 요인은 아니다. 체중이 느는 이유는 금연 후에 몸의 컨디션이 회복되면서 입맛이 좋아지는 데다, 흡연하던 습관을 보

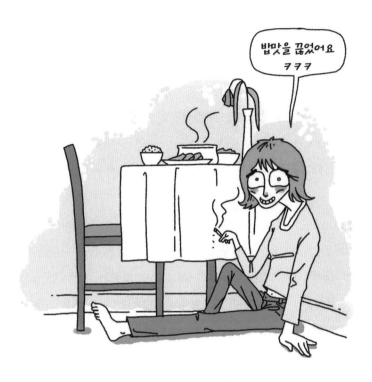

상하기 위하여(쉽게 말하면 입이 심심해져서) 간식을 자주 먹는 바람에 칼로리 섭취량이 많아지기 때문이다.

살찌는 간식을 피하려면 시원한 물, 달지 않은 껌이나 은단, 칼로리가 적고 고단백인 멸치, 볶은 콩 등으로 입을 달래는 게 좋다. 아울러 금연과 함께 유산소 운동을 시작하면 대사가 활성화되어 신체 기능의 회복에 큰 도움이 되고 체중 증가도 예방할 수 있다.

【 소셜 스모킹—총 맞은 것처럼 】

낱개로 한두 개비씩 파는 담배를 '까치담배'라고 부르던 시절이 있었다. '개비'가 '가치, 까치' 등으로 음이 변한 것이다. 돈이 모자라 거리에서 까치담배를 사서 피우던 청소년들은 군대에 가서 공짜 담배 화랑으로 맘껏 폐를 니코틴에 담글 수 있었다.

1949년부터 2008년까지 60년 동안 나라는 군인들에게 무료로(나중에는 면세로) 담배를 공급했다. 훈련 도중의 짧은 휴식 시간에 '담배 일발 장전' 구호에 맞춰 일제히 꺼내 피우던 담배는 총알처럼 심장과 뇌를 때리곤 했다. 그건 언제나 황홀한 충격이었다. 담배를 피우며 전우애를 다진 경험을 거울삼아 사회에 나와서도 담배를 통해 직장 사람들과 동료애를 돈독히 했다. 담배를 권하면 상대는 총 맞은 것처럼 무장 해제를 했고, 아주 쉽게 포로가 되었다.

여성의 사회 진출도 흡연 증가에 기여했다. 남자들이 군대에서 익혀온 문화가 직장의 술자리 등에서 자연스레 여자들에게 전수됐다. 남자들과 함께하는 자리엔 늘 술과 담배가 넘쳤고, 숨어 피우던 여성들도 그 순간만큼은 자유로웠다.

육칠십 년대, 아니 팔십 년대까지만 해도 서먹서먹할 때 담배 한 대를 나눠 피우면 어색함이 사라졌다. 윗사람과 아랫사람의 격의도 사라졌고, 담배를 나눠주거나 불을 붙여주면서 불 같은 동지감을 느끼기도 했다.

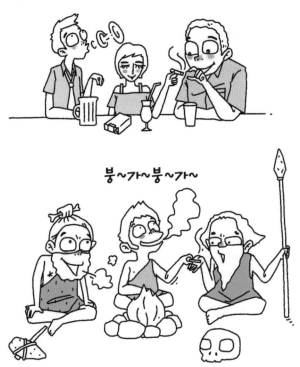

오고가는 담배 속에 싹트는 우정

붕~가~붕~가~

또래 문화, 대학 문화, 우애, 동지애 등이 담배 하나만으로도 충분히 뜨거워질 수 있기 때문에, 집에서나 혼자 있을 때면 어렵사리나마 지켜내던 금연이 술자리 한 번에 단박에 무너지곤 한다.

이것이 소셜 스모킹이다. 금연자들에게 가장 어려운 순간이다. 그만큼 흡연 행위는 개인의 기호(嗜好) 행위를 넘어선 사회적 기호(記號)와 상징의 행위다. 금연이 사회의 화두가 되어야 할 이유가 여기에 있다.

【 간접흡연―내 공기는 너의 것? 】

저는 공원을 자주 가는 동네 주민인데요.

제가 보아도 너무나 몰상식한 일이 하나 있습니다.

어느 날 공원 안내 팸플릿을 얻으러 갔는데 직원들이 사무실 안에서 담배를 뻐끔뻐끔 피우고 있었습니다. …게다가 한 명도 아니고 5~6명이 종이컵에다가 담뱃재를 털면서 수다를 떨고 있었습니다.

가끔씩 제 아이가 봉사활동 하러 가는 곳인데 가지 말라 하기도 뭐하고, 답답합니다.

아이가 봉사활동을 하면서 담배 냄새를 맡아야 한다고 생각하니 화가 납니다.

실제로 봉사활동 후 돌아오면 담배 냄새가 나기도 합니다.

그 사무실에는 이에 관한 민원이 몇 번 들어와 시정을 촉구 받은 것으로 알고 있습니다.

제 주변 친구도 주민인데 민원을 넣었다고 합니다. 그러나 시정 효과는 단 일주일!

일주일 정도는 밖에서 피우다가 다시 실내에서 담배를 피우며,

비오는 날이나 추운 날에는 아예 나갈 생각조차 안하는 것 같습니다.

― 한국금연운동협의회 게시판에서

간접흡연(involuntary tobacco exposure)이란 비흡연자가 흡연자의 담배연기를 흡입하는 것을 말한다. 간접흡연의 피해를 인식하게 된 것은 그리 오래되지 않았다. 관심 있는 학자들에 의해서 간접흡연의 문제가 간헐적으로 제기되었다가 1972년에야 제대로 거론되기 시작했다. 간접흡연의 심각성을 인식한 미국 보건복지부는 그때까지 발표된 간접흡연 관련 논문을 종합하여 공식 보고서를 의회와 대통령에게 제출함으로써 간접흡연의 피해를 공식화했다.

이 보고서가 내린 주요 결론은 다음과 같다. 첫째, 간접흡연은 비흡연자들이 폐암을 비롯한 여러 가지 질병에 걸리는 원인이 된다. 둘째, 간접흡연은 흡연자 가정의 아이들의 상기도(上氣道) 감염이나 기관지 증상을 증가시키는 동시에 이들의 폐기능 발달 속도를 더디게 한다. 셋째, 단지 흡연 구역과 금연 구역을 나누는 것만으로는 간접흡연의 위험에서 놓여날 수 없다.

담배연기는 흡연자가 연기를 들이마신 후 내뿜는 주류연(主流煙, mainstream smoke)과 담배가 스스로 타면서 발생하는 부류연(副流煙, sidestream smoke)으로 나뉜다. 간접흡연에서 흡입되는 연기의 80%는 부류연이다.

부류연은 필터를 거치지 않고, 불이 붙은 곳에서 피어나는 담배연기이기 때문에 더 독하고 유해물질의 농도가 높다. 그러므로 간접흡연으로 들이마시는 연기에는 직접 흡연할 때의 성분이 거의 다 포함되어 있다. 하지만 건강에 미치는 영향은 흡연자가 피우는 담배의 종류와 개비 수, 실내 면적, 환기 정도, 실내에 머문 시간 등 여러 요소에 따라

달라지기 때문에 그 정도를 알아내기가 그리 쉽지 않다.

가끔 언론 등에서 간접흡연이 직접흡연보다 더 해롭다고도 하는데 이는 사실과 다르다. 일정한 공간에 흡연자와 간접흡연자가 있을 때 흡연자는 담배연기를 빨아들일 때는 직접흡연을 하고 잠시 쉬면서 숨을 쉴 때는 간접흡연을 하고 있으니, 흡연자는 직접흡연과 간접흡연을 동시에 하는 셈이다. 따라서 간접흡연보다 직접흡연이 더 나쁠 수밖에 없다.

간접흡연의 피해는 담배연기로 인한 단순한 불쾌감에서 기침, 가래, 폐활량 감소를 거쳐 폐암이나 심장병 발생에 이르기까지 매우 다양하다.

수많은 역학조사에서 밝혀졌듯이 간접흡연은 태아의 성장에 장애를 일으킨다. 코호트 조사(cohort study, 특정 위험요소를 지닌 집단을 장기적으로 추적하면서 문제의 요소가 어떤 결과를 낳는지 알아보는 연구 방식)를 보면 간접흡연에 노출된 임산부는 42~88g이 가벼운 아기를 분만했다. 저체중아들은 유병률(有病率)과 사망률이 높다는 점을 감안하면 간접흡연이 태아의 건강에 미치는 해로움을 짐작할 수 있다. 저체중은 신생아 건강, 주산기(周産期, 출산 전후의 기간을 이르는데, 이 시기에 모체와 태아, 신생아의 특이한 생리 상황이 나타나므로 중요시된다) 사망률과 관련이 크다.

간접흡연이 영아돌연사증후군의 위험 요인이라는 증거도 있다. 영아돌연사증후군은 아무런 병이 확인되지 않은 영아(한 살 이내)가 갑자기 사망하는 것을 말한다. 태아 시절 혹은 신생아기에 간접흡연을 하

	주류연	부류연/주류연
가스 성분		
일산화탄소	10~20mg	2.5
이산화탄소	20~60mg	8.1
메탄	1.3mg	3.1
아세틸렌	27μg	0.8
암모니아	80μg	73
수소 시아나이드	430μg	0.25
디메틸니트로스아민	10~65μg	52
입자 성분		
타르	1~40mg	1.7
니코틴	1~2.5mg	2.7
톨루엔	180μg	5.6
페놀	20~150μg	2.6
나프탈렌	2.8μg	16
벤조피렌	20~40μg	2.8
하이드라진	32μg	30

〈담배연기 구성성분의 주류연과 부류연의 비〉

게 되면 이런 현상이 늘어난다고 한다. 한 연구에 의하면 아버지가 흡연할 경우에는 그렇지 않은 경우에 비해 영아돌연사증후군에 걸릴 위험이 2.12배였으며, 어머니가 흡연할 때는 5.05배, 부모가 다 흡연할 때는 5.19배나 됐다. 어머니가 담배를 피울 때 흡연양과의 관계를 본 결과 하루 1~19개비일 경우에는 위험이 4.9배, 20개비 이상일 경우에는 21.42배였다.

아이들이 간접흡연에 노출되면 천식과 하부호흡기(폐) 질환, 급성·만성 중이염이 발생하거나 악화될 수 있다. 만성적인 호흡기 증상, 즉 기침이나 가래, 천명(喘鳴, 쌕쌕거림) 등도 부모의 흡연과 관련이 있다. 부모 둘 다 흡연자인 가정에서 자라는 소아는 호흡기 질환의 발생이 72% 증가한다. 부모 모두 흡연하는 경우 소아 천식 발생이 3~4배 증가되고, 천식을 앓는 어린이가 간접흡연에 노출된 경우 천식이 더 심해졌다. 간접흡연에 의해 급성중이염이 발생할 비교위험도는 1.0~1.5배였다.

모든 연구에서 결과가 일관된 것은 아니지만, 아동기의 간접흡연 노출은 폐의 성장과 발달에 영향을 미친다는 증거가 있다. 작지만 통계적으로 의미 있는 폐기능 저하는 성인기까지 지속된다. 어린이가 간접흡연으로 폐렴에 걸릴 위험은 어머니 흡연일 때 1.69배, 아버지 흡연일 때 1.51배로 높아졌다. 또한 간접흡연은 미국에서 매년 40만~100만 건의 천식 발작을 일으키거나 악화시킨다. 간접흡연에 의해 미국에서만 매년 15만~30만 명의 영아와 유아가 기관지염, 폐렴, 중이염에 걸린다.

부모의 흡연이 소아기의 암을 증가시킨다는 연구도 있다. 현재까지의 연구로는 부모의 흡연이 모든 암의 위험도를 높이는지, 아니면 급성림프구성 백혈병이나 뇌종양 같은 특정 암의 위험도만을 높이는지 명확하지 않다. 한 연구에 따르면 임신 전에 산모가 하루 40개비 이상을 피운 경우에 아이가 소아암에 걸릴 위험은 5.29배나 됐다.

간접흡연과 폐암 간의 관련성은 일본의 히라야마가 실시한 연구가 주목할 만하다. 9만여 명의 비흡연 부인을 포함한 남녀 약 26만 명을 16년간 추적 관찰한 그의 연구를 보면, 남편의 흡연양이 증가할수록 비흡연 부인들에게서 나타나는 폐암 또한 비례해서 증가한다는 것을 명확히 보여준다.

즉 비흡연 남편의 비흡연 부인과 비교했을 때 1일 14개비 정도 담배를 피우는 남편과 사는 비흡연 부인의 폐암 발생 위험도는 1.42배였고, 15~19개비 흡연자의 부인은 1.58배, 20개비 넘는 사람의 부인은 1.92배였다. 간접흡연과 폐암의 관계를 밝힌 37개 연구를 종합하여 메타분석을 한 결과, 비흡연 배우자가 흡연 배우자로 인해 폐암에 걸릴 위험은 1.24배였다.

간접흡연과 폐암 발생에 대한 최근 연구를 종합한 연구에 따르면 비흡연자가 가정에서 간접흡연에 노출되었을 때 폐암 발생이 24% 증가하며, 그 위험은 배우자가 담배를 많이 그리고 오래 피울수록 더 커졌다.

국내 연구로는 지선하 등이 40세 이상의 직업을 지닌 한국 여성 15만 7,436명을 대상으로 실시한 것이 있는데, 현재 남편이 흡연자일 경우 아내가 간접흡연에 의해 폐암에 걸릴 위험은 1.9배로 높아졌으며, 남편이 30년 이상 흡연을 했을 때 아내의 폐암 발생은 3.1배 증가하는 것으로 나타났다.

간접흡연은 심혈관(心血管) 즉 심장혈관의 질환과도 관계가 깊다. 역학 연구결과를 보면 간접흡연이 심혈관계 질환의 발생 위험을 25~35% 증가시키는 것으로 보고돼 있다. 간접흡연은 심장혈관인 관상동맥을 손상시켜 협심증, 심근경색 등에 의한 사망을 불러온다. 열두 편의 역학적 연구를 종합해보면 간접흡연으로 유발된 관상동맥 질환으로 미국에서만 매년 6만 2,000명이 사망한다는 것을 알 수 있다. 물론 흡연은 심장 질환의 여러 요인 중 하나이기 때문에 간접흡연과 심장 질환의 관련성을 명확하게 정량화하는 것은 어려운 일이다.

직장과 가정에서의 간접흡연 노출과 심근경색의 관계를 연구한 결과, 간접흡연은 심장 질환 발생 위험을 1.99배로 높였다. 또 다른 연구에 의하면 비흡연자가 흡연자와 같이 사는 경우 허혈성 심장 질환(협심증 또는 심근경색증)에 걸릴 확률은 30%가 증가하는데, 이것은 하루 담배 한 갑을 피우는 사람이 허혈성 심장 질환에 걸릴 위험의 절반 정도에 해당할 만큼 높은 수준이다.

미국에서 시행한 한 연구에 따르면 알레르기가 없는 비흡연자가 간접흡연에 노출되었을 때 69%가 눈의 자극 증상을, 32%가 두통을, 29%가 코 자극 증상을, 그리고 25%가 기침을 호소했으며, 담배 알레르기가 있는 경우에는 이 증상들이 더 심했다.

공공장소에서의 흡연에 대한 규제는 강화되고 있지만, 비흡연 일반인의 간접흡연 노출 감소 효과에 대해서는 조사된 바가 많지 않다. 1990년과 91년에 캘리포니아에서 흡연 규제 조례가 작업장 내 간접흡연 노출 정도에 미치는 영향을 조사한 적이 있는데, 규제가 강한 곳에서는 비흡연자의 25%가, 규제가 없는 곳에서는 35%가 간접흡연에 노출된 것으로 나타났다.

공공장소에서의 흡연 규제가 주는 부차적 이득은 흡연양 감소와 금연의 증가다. 한 연구에 의하면 사람들이 공공장소에서 흡연을 덜하고 아예 금연을 하는 사람도 늘어남에 따라 담배 소비가 40%나 줄어든 것으로 나타났다. 캘리포니아 주민을 대상으로 한 어느 조사에서는 금연 작업장에 다니는 사람들의 흡연율이 14%인 데 비해 그런 규제가 없는 작업장에 다니는 사람의 흡연율은 21%였다. 흡연 규제는 비흡연자를 보호할 뿐 아니라 흡연자 자신의 금연을 유도하는 방법이기도 하다는 얘기다.

【 3차 흡연—연기는 끈질기다 】

위에서 설명했듯이 간접흡연이란 다른 사람이 담배를 피울 때 나오는 연기(secondhand smoke 혹은 environmental smoke)를 흡입하는 상태를 말한다. 이에 비해 3차 흡연(thirdhand smoke)은 담배가 연소된 뒤에 남아 있는 연기로 인한 오염을 가리킨다. 주변의 카펫이나 소파, 의류, 머리카락, 신체 등에 몇 시간 또는 며칠 동안 잔류해 있는 독성물질들 때문이다.

이 같은 사실은 수년 전부터 여러 연구자와 간접흡연자들이 언급해

왔다. '3차 흡연'이라는 용어 자체는 미국 보스턴에 있는 다나파버/하버드암센터의 소아과 의사인 조너선 위니코프가 2009년 1월에 소아과 분야의 저명한 학술지『소아과학(Pediatrics)』에 발표한 논문에서 처음으로 사용했다.

위니코프는 2,000명을 대상으로 전화 설문조사를 실시해 간접흡연(2차 흡연)과 3차 흡연이 아이들의 건강에 얼마나 해롭다고 생각하는지를 알아보았는데('전날 흡연을 했던 방에서 공기를 들이마시는 경우 영유아의 건강에 영향을 미칠 수 있다'라는 진술에 동의하면 3차 흡연이 아이들의 건강에 해롭다고 생각하는 것으로 분류함), 3차 흡연이 아이들의 건강에 해롭다고 믿는 응답자일수록 가정 내에서 흡연을 금지하는 경우가 많았다고 보고했다.

3차 흡연이라는 용어가 나온 지 1년 반 정도밖에 되지 않아서 아직은 그에 대한 연구가 많지 않다. 2010년 4월 13일자 미국 국립과학회 연보에 실린 연구에서는 실내에 남은 담배연기 잔유물이 공기 중의 아질산(nitrous acid, HONO)과 반응하여 발암성인 담배특이성 니트로스아민(tobacco-specific nitrosamines, TSNAs)을 생성함으로써 잠재적으로 건강에 해로울 수 있다고 했다.

일반적으로 영유아와 청소년은 호흡이 빠른 데다 먼지가 묻은 표면(바닥 등)에 근접하여 생활하기 때문에 흡입하는 먼지의 양이 어른의 두 배 정도 되는 것으로 알려졌다. 예컨대 체중이 70kg인 성인과 7kg 영아를 비교하면 영아가 2×10배 즉 20배나 더 노출이 된다고 본다.

3차 흡연이 어린이의 질병에 미치는 영향에 대한 연구가 없어서 분명히 말하기는 어려우나 추정을 해본다면, 담배연기 속에 포함된 여러 독성물질에 지속적으로 노출될 경우 직접흡연이나 간접흡연을 할 때와 비슷하게 각종 호흡기 질환이 유발되고 신경발달이 영향을 받으리라고 볼 수 있다. 바깥에 나가 담배를 피우고 들어온다 해도 흡연자의 옷이나 피부에 독성물질이 남아 있어 아이들과 접촉하면 3차 흡연이 가능하기 때문에 매우 조심해야 한다.

폐 속에 타르를 붓다 ❸

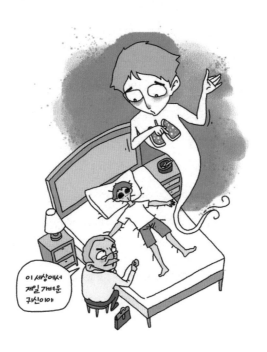

【 숨 들이켤 때마다 죽음이 】

보들레르의『악의 꽃』서문에 나오는 표현 하나. "숨 들이켤 때마다 죽음은 허파 속으로 보이지 않는 강물처럼 콸콸 흘러내리네." 끔찍하면서도 절실한 이 비유를—비록 다른 맥락에서 쓰인 것이긴 해도—담배 이야기에 그대로 원용할 수 있을 법하다.

담배연기에는 열분해로 발생되는 4,000여 가지의 화학물질이 들어 있다. 담배연기의 물리화학적 특성은 연초의 가공 방식, 연소 상태, 담배 종이의 특성, 필터 종류, 그리고 흡연 유형 등에 따라 다르다. 담배연기는 주류연과 부류연으로 나눌 수 있다.

흡연 시 입으로 빨아서 흡연자의 폐 속으로 직접 들어가는 주류연은 비교적 저산소인 환경 아래서 850~950℃로 연소되는 담뱃불에서 발생한다. 이 연기는 1㎖당 100만 개 이상의 미세한 입자가 들어 있는 연무질(煙霧質, 기체 속에 액체나 고체 상태의 미세한 입자가 분산되어 있는 상태)이다. 담배연기의 입자상 물질은 기체상 물질보다 양이 적으나, 발암성 물질 대부분이 여기 들어 있다. 입자상 물질이 한데 어울려 만드는 것이 바로 담뱃진 즉 타르(tar)다. 담배에 붙어 있는 필터가 타르를 걸러낸다 해도 일부이며, 기체상 물질은 대부분 필터를 무사통과한다. 담배를 한 번 빨 때마다 약 50㎎의 연기가 인체로 흡입되는데, 이때 미립자 성분 18㎎과 기체 성분 32㎎(5%는 CO 즉 일산화탄소)이 들어온다.

담배 필터를 거치지 않고 불붙인 담배 끝에서 나와서 바로 공중으로 퍼지는 부류연은 필터를 거치는 주류연보다 더 높은 농도의 타르와 발암물질을 함유하고, 흡연자에 가까이 있는 사람의 폐로 들어간다.

【 니코틴은 헤로인과 동급 】

담배의 대명사로 흔히 쓰는 게 바로 '니코틴'이다. 흡연자 치고 "나 지금 니코틴 부족이야"라는 말을 한 번쯤 안 해본 사람은 없지 않을까.

니코틴은 건조된 담뱃잎의 5~7% 정도를 차지하는 물질이다. 연노란색을 띠며 독성이 강하다. 천연 알칼로이드로서, 담배 한 개비에서 흡수되는 니코틴은 1㎎ 정도이고, 사람의 경우 체중 1㎏당 1㎎이 치사량이다. 체중 60㎏의 성인이 60㎎ 이상의 니코틴을 일시에 흡수하면 사망할 수 있다. 실제 우리나라에서 니코틴 원액을 이용한 살인사건이 일어난 적도 있다.

니코틴이 폐의 모세혈관을 거쳐 동맥을 통해 뇌에 도달하는 시간은 불과 7~19초 정도다. 이런 빠른 발현이 흡연 행동을 강화시킨다. 운반되는 니코틴의 양과 운반 속도가 남용의 가능성을 결정하는 중요 인자다.

니코틴은 중추 및 말초신경계의 교감신경을 활성화해서 카테콜아민(catecholamine, L-타이로신으로 알려진 아미노산 전구체에서 유도된 신경전달물질이나 호르몬들을 이르며, 도파민이나 노르아드레날린, 아드레날린 따위가 있다) 분비를 촉진함으로써 심박수와 혈압, 심근 수축력을 증가시킨다. 또한 폐포(肺胞) 구조를 파괴하여 폐기종(肺氣腫), 즉 폐에 공기가 차서 비정상적으로 팽창된 상태가 되는 데 기여한다. 이미 폐질환이 있는 흡연자가 니코틴에 갑자기 노출될 경우, 기도와 말초기관지가 수축되어 폐기능이 악화될 수 있다.

니코틴은 부교감신경을 자극하여 장운동을 증가시키고, 오심·구토가 나타나고 설사를 하게 된다. 니코틴은 효소 촉진 효과가 있어서 물질대사(物質代謝)를 자극한다. 심한 흡연을 오래 지속하면 에너지 소비가 늘어나고, 영양불량을 초래해 체중 증가를 막게 된다. 금연 후의 체중 증가는 대사율이 다시 정상화되고, 몸의 컨디션이 회복되면서 식욕이 늘기 때문이다. 니코틴은 지방(脂肪)대사를 변화시켜서 동맥경화의 요인인 VLDL(초저밀도 지방단백질) 콜레스테롤과 LDL(저밀도 지방단백질) 콜레스테롤을 증가시키고, 동맥경화를 억제하는 HDL(고밀도 지방단백질) 콜레스테롤을 감소시킨다.

1988년 미국 국민의 보건을 책임지는 공중보건국장은 담배 속에 들어 있는 니코틴이 중독을 일으키는 약물이며 중독 정도가 헤로인이나 코카인 같은 마약과 비슷하게 강력하다고 보고했다.

담배회사는 끊임없이 청소년을 마케팅 한다. 편의점을 가보면 얼마나 많은 담배 광고판들이 청소년을 유혹하고 있는지 알 수 있을 것이다. 청소년기에 접한 한 개비의 담배가 끊임없이 흡연 욕구가 반복되는 중독에 빠져들게 하여 담배회사의 평생 고객이 되게 할 수 있다는 것을 잘 알기 때문이다.

[일산화탄소, 뇌와 심장을 때린다]

일산화탄소는 무수한 사람의 생명을 앗아간 연탄가스의 주성분이다. 담배를 피우는 것은 적은 양의 연탄가스를 지속적으로 맡는 것과 같다. 담배를 많이 피우거나 담배연기가 가득한 방에 오래 있으면 머리가 아프고 정신이 멍해지는 원인은 일산화탄소에 있다. 일산화탄소는 담배 자체의 성분은 아니지만 흡연할 때 불완전연소에 의해 발생하여 흡연자의 혈액 속으로 들어간다(불완전연소란 산소의 공급이 충분하지 않은 상태에서 물질이 타는 현상을 말한다).

일산화탄소는 무색무취의 기체로 혈색소(血色素) 즉 헤모글로빈에 대한 친화도가 산소에 비해 200~300배나 된다. 그래서 헤모글로빈에 들러붙어 헤모글로빈의 산소 운반 기능을 방해한다. 따라서 흡연자는 매일 연탄가스를 마시는 듯이 만성적 피로감에 시달린다. 일산화탄소는 특히 산소 요구도가 높은 뇌와 심장에 치명적인 영향을 준다.

앞에서 보았듯이 담배에서 방출되는 독성물질의 양을 줄이려는 노력에 의해 저타르·저니코틴 담배가 만들어졌다. 그에 비해 일산화탄소의 양은 특별히 규제를 받지 않았으며, 발생량이 전보다 줄기는 했어도 타르가 줄어든 정도에 비하면 약소하다. 타르를 감소시키기 위해 필터를 다는 것 같은 방법으로는 일산화탄소의 발생량을 거의 줄일 수 없다고 알려져 있다.

흡연자가 담배를 피운 후 내쉬는 호기(呼氣, 날숨)에서는 일산화탄소가 검출된다.

특히 심혈관계 질환을 앓고 있는 사람은 산소 부족을 일으키는 일산화탄소에 취약하다. 그런 환자가 50ppm의 일산화탄소에 2~4시간 노출되면 카복시헤모글로빈(Carboxyhemoglobin) 즉 일산화탄소와 결합한 헤모글로빈의 농도가 2~5% 정도가 되는데, 이 상태에서는 운동 능력이 저하되고 운동 후 협심증성 통증을 경험하며, 부정맥의 빈도도 증가한다. 관상동맥 질환의 경우, 급성 심근경색으로 악화하기도 한다.

【 한 대 피우고 12분 덜 살기 】

담배연기에는 4,000여 종 이상의 독성 화학물질과 70여 종의 발암물질이 들어 있다. 좀약 성분인 나프탈렌, 살충제에 사용하는 디디티(DDT), 방사성 물질인 폴로늄 210, 산업용으로 많이 쓰이는 화합물 우레탄, 라이터 가스의 원료 부탄, 페인트 제거제인 아세톤, 매운 맛이 있어 최루탄에도 쓰는 포름알데히드, 호흡기를 자극하는 암모니아, 연탄가스 중독의 주된 원인인 일산화탄소, 방부제에 쓰는 나프틸아민, 석유의 성분인 벤젠, 피브이시(PVC)의 원료 비닐크롤라이드, 중금속으로 배터리나 도료에 사용하는 니켈, 역시 중금속으로 도료와 합금에 쓰이는 크롬, 자동차 배터리에 들어가는 카드뮴, 사약(賜藥)의 성분인 비소, 강력한 발암물질인 벤조피렌과 디메틸니트로스아민, 발암물질이자 소독제로 쓰이는 페놀, 살충제와 제초제 성분인 니코틴, 가스실 사형에 쓰는 청산가스, 로켓 연료에 들어가는 메탄올 등 모두 사람에게 해로운 것뿐이다. 이중 사람에게 암을 일으키는 물질로 증명된 것은 나프틸아민, 벤젠, 비닐클로라이드, 니켈, 크롬, 카드뮴, 비소, 페놀 등이다. 청산가스의 경우, 담배 30갑을 피울 때 나오는 청산가스를 모아 체중 70kg의 정상인들에게 단번에 먹인다면 투여 대상의 절반이 사망할 정도다.

만약 마시는 물에서 발암물질이 검출된다면 그 물을 마실 수 있을까? 그런데 담배 1개비를 피울 때 들이마시는 페놀의 양을 1991년에 151톤의 페놀에 의해 오염되었던 낙동강 사건과 비교해서 계산하면, 그 당시 낙동강 물 1만cc, 즉 1,000cc 페트병 10병을 마셔야 담배 한 개비를 피울 때 들이마시는 페놀의 양과 같아진다. 흡연을 한다는 것은 매일 발암물질이 들어 있는 물을 마시는 것이나 비슷한 상황임을 흡연자들은 간과하는 것이다.

또한 발암 성분의 하나인 방향성 아민은 담배연기에 많기 때문에 흡연자 자신보다 간접흡연자에게 더 많은 피해를 주게 된다. 담배를 피우게 되면 이러한 유해 성분들 때문에 수명이 단축되는데, 굳이 숫자로 따지자면 한 개비당 12분씩 수명이 단축되어 일 년간 하루에 한

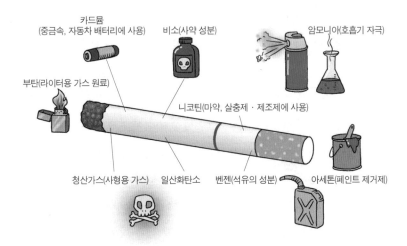

카드뮴
(중금속, 자동차 배터리에 사용)

비소(사약 성분)

암모니아(호흡기 자극)

부탄(라이터용 가스 원료)

니코틴(마약, 살충제 · 제조제에 사용)

청산가스(사형용 가스)   일산화탄소   벤젠(석유의 성분)   아세톤(페인트 제거제)

〈담배연기 속에 포함된 독성 화학물질과 발암물질〉

갑씩 담배를 피운다면 두 달이 줄어든다고 한다. 이를 기준으로 해서
평균 흡연 기간을 곱하면 남성은 13. 2년, 여성은 14. 5년의 수명이 단
축되는 것으로 나온다.

토바코 유럽, 담바고 조선 ④

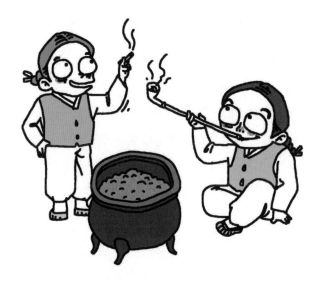

【 약용 이파리에서 시가레트까지 】

담배는 안데스 산맥에서 자라는 풀이었다. 이 식물은 현재까지 66종이 알려져 있는데 그 가운데 니코티아나 타바쿰(Nicotiana tabacum)이라는 종류가 가장 널리 퍼져 있다.

담배를 사용하는 가장 오래된 방법은 씹는 담배였다. 코로 흡입하는 방식도 사용됐는데, 말린 담뱃잎을 가루로 만든 다음 적절히 섞어 보관했다가 속이 빈 갈대나 뼈로 만든 관을 통해 흡입했다. 그러나 원주민들이 제일 널리 이용한 방법은 불을 붙여 피우는 흡연이었다. 담뱃가루를 바나나 잎이나 옥수수 껍질로 싸서 궐련처럼 만든 뒤 불을 붙여 그 연기를 마셨다.

처음에는 담배를 약용으로 많이 썼다. 진정 효과나 환각 효과를 얻기 위해, 때로는 해충과 기생충을 없애기 위해 사용했다. 치통 같은 가벼운 질병의 치료에도 썼고, 뱀에 물리는 등으로 상처가 생겼을 때도 담뱃잎을 붙이거나 담배 액즙을 발랐다.

그들 사회에서 흡연은 우정과 환영의 표시이기도 했다. 어떤 부족은 부락회의를 할 때 흡연을 주된 의식의 하나로 치렀다.

담배는 기원전 2500년 이전에 아메리카 북부로 전해졌다. 북아메리카인들은 씹는 담배나 코담배 대신 흡연을 했으며 담뱃대를 사용한 것으로 보인다. 담뱃대는 권위의 상징으로 남성의 전유물이었다. 소중한 재산이었던 만큼 소유자가 죽으면 같이 묻어주었다.

1492년 8월 3일, 크리스토퍼 콜럼버스는 인도로 가는 직항로를 개척하기 위해 세 척의 배를 거느리고 스페인을 출발했다. 이들은 10월 12일에 육지를 발견했다. 콜럼버스 일행을 귀한 손님으로 여긴 원주민들은 먹을 것을 포함해 나름의 선물을 주었는데, 그중 하나가 말린 잎들이었다. 그게 바로 니코티나 타바쿰 즉 담배의 잎이었다. 콜럼버스 일행은 유럽인 최초로 흡연을 했고, 유럽에 돌아갈 때 담배를 가져갔다.

유럽에 담배가 소개된 초기에는 종교적인 이유로 흡연을 사탄과 연결시켰지만, 담배를 약용으로 쓸 수 있다는 주장에 고무되어 1550년대에 스페인과 포르투갈이 다시 담배를 들여왔다. 왕실 의사들이 궁전 뜰에서 담배를 재배하며 연구하기 시작했고, 신하들도 앞다퉈 집에서 담배를 키웠다. 무슨 일에서든 지기 싫어하는 유럽의 군주들은 자기네 대사들에게 담배의 씨앗을 구해오라고 명령했다.

포르투갈에 파견된 프랑스 대사 장 니코도 그런 명령을 받았다. 1559년 그는 리스본에서 유명한 식물학자 다미앙 데 고에스에게서 담배 씨앗을 얻어 프랑스 대사관 뜰에 심었다. 니코는 담배의 약용 가능성을 믿었으며, 종양이 있는 리스본 남자가 담뱃잎으로 만든 연고를 바른 결과 완벽하게 치료되었다고 주장했다. 몇 번의 실험에서 성공을 거둔 뒤 그는 프랑스 왕후에게 담배 씨앗과 함께 담배의 약효를 설명하는 편지를 보냈다.

그 뒤 니코는 담배를 코로 흡입할 수 있다는 사실도 알렸다. 프랑스 궁정은 담배 열풍에 휘말렸다. 상처나 종양이 없는 사람도 예방

목적으로 흡입하기 시작했다. 외교관이었던 장 니코는 이처럼 담배 보급에 기여했으며 결국 자신의 이름을 '니코틴'에 남기는 영광(?)을 누렸다.

스페인의 오래된 항구도시 세비아에 시가(cigar, 엽궐련·여송연이라고도 한다)를 만드는 담배공장이 있었다. 시가 생산에는 거칠고 느린 남자의 손길이 적합하지 않았다. 그래서 남자보다 임금이 낮으면서도 손놀림은 민첩한 여성들을 고용했다.

이 여성들은 자기네가 만드는 시가 대신 잘게 자른 담뱃잎을 말아서 피웠다. 문학적 영감을 찾아 스페인에 와 있던 몇몇 프랑스 문인이 이 새로운 형태의 담배에 흥미를 느꼈다. 그중 고티에라는 사람이 이 담배를 '작은 시가'라는 뜻의 '시가레트(cigarette)'로 부르기 시작했다. 시가레트는 가장 널리 알려진 프랑스 단어 중 하나가 됐다.

시가레트 즉 궐련은 처음엔 일일이 손으로 제조했는데, 잘게 썬 잎 담배를 가느다란 종이 대롱 안에 채우는 데 시간이 꽤 걸렸다. 숙련공이라도 1분에 네 개비밖에 못 만들었다. 처음에는 낱개나 묶음으로 팔다가 미국 버지니아주의 앨런 앤드 긴터(Allen & Ginter) 사에서 마분지로 지금과 같은 모양의 담뱃갑을 만들어냈다. 이 회사는 궐련 제조 기계의 발명에 7만 5천 달러의 상금을 걸었다. 많은 이들의 도전 끝에 1880년 버지니아의 제임스 본색이 특허를 받았다. 하지만 시험 운영을 하던 앨런 앤드 긴터 사는 하루에 7만 개를 생산할 수 있는 이 기계의 구입을 포기했다.

얼마 뒤, 노스캐롤라이나주에서 담배공장을 경영하던 제임스 듀크가 이 기계를 도입하기로 결심했다. 두 대를 설치했고, 1884년 4월 30일 열 시간 동안 12만 개비를 생산했다. 기계화로 인한 생산성 향상 덕분에 생산비가 반으로 줄어 15센트 하던 담배 한 갑이 금방 10센트로 인하됐다. 소지하기가 간편하고 값까지 저렴하니 궐련의 소비량이 폭증할 수밖에 없었다. 그리하여 오늘날 시가레트 즉 궐련이 담배 제품의 절대 주류가 되었다.

제임스 듀크는 궐련 생산의 기계화를 달성했으며, 기업 합병과 광고 등을 활용하여 담배산업을 본궤도로 끌어올리면서 큰 부를 축적할 수 있었다. 그는 훗날 듀크 대학교를 설립하고 교회와 병원 같은 데 많은 기부를 했다. 당시에는 담배가 해롭다는 사실이 제대로 알려지지 않은 시대였던 만큼 듀크가 담배산업으로 돈을 벌었다고 해서 도덕성을 문제 삼는 이도 없었다.

【 골초의 조선이 되다 】

그럼 우리나라에는 언제 담배가 전해졌을까? 임진왜란 중이나 직후에 일본을 통해서 조선에 들어온 것으로 보인다. 유럽에 담배가 도입된 해가 1492년인데, 임진왜란이 1592년이니 유럽으로 건너간 담배가 대서양과 인도양을 거쳐 우리나라까지 들어오는 데 꼭 백 년이 걸린 셈이다.

1614년, 실학자 이수광의 저서 『지봉유설(芝峰類說)』에 담배에 대한 우리나라 최초의 기록이 나온다. 이수광은 거기서 "지금 사람들은 담바고(淡婆姑)를 많이 심는다"라고 썼다. 그러니 담배는 1614년 이전에, 아마도 풍기군수, 함양군수 등을 지낸 고상안(高尙顏)이 영농에 도움을 주기 위해 24절기의 농사일을 적어 놓은 1619년의 「농가월령」에도 2월과 5월에 담배씨를 뿌린다는 언급이 있다.

담배의 이름을 보아도 일본에서 유래되었음을 짐작할 수 있다. 17세기 초 조선에서는 담배를 '담바고' 외에 '남령초(南靈草)'나 '남초'라고 불렀는데, 남쪽에서 전래되었다는 뜻일 법하다. 여기서 남쪽이라 함은 직접적으로는 일본이며, 더 나아가 일본 나가사키에 내항하던 포르투갈을 지칭했던 것으로 보인다.

흥미로운 사실은 담배가 도입된 지 얼마 안 되어 흡연 인구가 급속히 늘어났다는 것이다. 이에 관한 대표적 문헌은 1653년(효종 4년) 제주도에 표류해 온 네덜란드인 하멜이 14년 가까운 억류 생활과 조선 풍물을 기록한 『하멜표류기』(1668년)이다.

현재 그들 사이에는 담배가 매우 성행하여 어린이들까지도 네댓 살 때 이미 이를 배우기 시작하며, 그래서 남녀를 불문하고 담배를 피우지 않는 사람이 극히 드물다. 처음 담배를 가져왔을 때 그들은 은(銀)의 무게로 이를 무역하였고, 그 이유로 남만국을 세계에서 가장 훌륭한 나라의 하나로 쳐다보게 되었다.

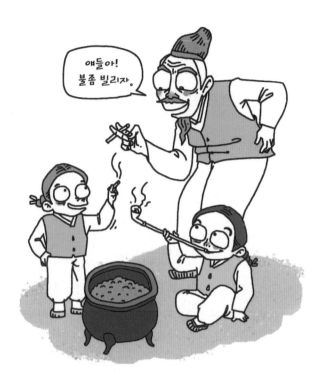

　본디 동인도회사의 경리 직원으로서 일본에 가다가 배가 난파해 제주에 오게 된 하멜은 조선에서의 생활을 상세히 기록했다. 하멜의 기록은 신빙성 있는 자료로 받아들여지는데, 이에 따르면 17세기 중반에 담배는 이미 남녀노소에게 보급됐고 자급자족을 하게 된 것으로 보인다. 어린아이들이 피웠다는 얘기는 담배가 구충제로 쓰인 것과 연관되지 않을까 생각된다.

　흡연 습관과 담배 경작이 너무 성행하는 바람에 가뜩이나 식량이

넉넉지 않던 시절에 식량 생산이 더욱 줄게 되자, 지방 관리들은 담배 경작 면적의 확대를 우려하는 장계를 조정에 올리기도 했다.

　동서양을 막론하고 담배가 전파되는 초기 과정에서는 그것을 약초로 인식했는데, 한편으로 담배의 해로움을 지적하는 사람들이 한국에도 있었다.

【 정조의 담배, 이익의 담배 】

　조선조 후기 국왕들의 동정과 국정을 왕의 일기 형식으로 기록한 『일성록(日省錄)』에는 애연가였던 정조의 다음과 같은 말이 나온다.

　"담배가 사람에게 유익한 점은 더위를 당해서는 더위를 씻어주는데 이는 기(氣)가 스스로 하강하여 더위가 스스로 물러가게 된 것이고, 추위를 당해서는 추위를 막아주는데 이는 침이 스스로 따뜻해져 추위가 저절로 막아지게 된 것이다. 식사 후에는 이것에 의지하여 음식을 소화시키고, 변을 볼 때는 능히 악취를 쫓게 하고, 자고 싶으나 잠이 오지 않을 때는 이것을 피우면 잠이 오게 된다. 심지어는 시를 짓거나 문장을 엮을 때, 다른 사람들과 얘기할 때, 그리고 고요히 정좌할 때 등의 경우에도 사람에게 유익하지 않은 점이 없다."

그러나 흡연의 효능과 아울러 해로움까지 인식한 학자도 있었다. 조선 후기의 실학자 성호(星湖) 이익(李瀷)은 1760년『성호사설(星湖僿說)』에서 흡연의 다섯 가지 유익함과 열 가지 폐해를 지적하고 있다.

어떤 이가 태호 선생〔이익 자신을 가리킴〕에게 묻기를, "지금 유행하는 이 담배란 물건이 사람에게 유익한 점이 있습니까?"라고 하자, 태호 선생이 답하기를 "담배는 가래가 목구멍에 붙어서 아무리 뱉어도 나오지 않을 때 유익하며, 비위가 거슬려 구역질이 날 때 유익하며, 먹은 음식이 소화가 안 돼 누울 수 없을 때 유익하며, 가슴이 답답하고 체해 신물이 올라올 때 유익하며, 한겨울 추위를 막는 데 유익합니다"라고 하였다. 그 사람이 또 묻기를 "그러면 담배는 사람에게 유익하기만 하고 해는 없습니까?"라고 하여, 태호 선생이 답하기를 "이로움보다는 해로움이 더 심합니다. 안으로 정신을 해치고, 밖으로 귀와 눈을 해칩니다. 담배연기를 쐬면 머리카락이 희어지고, 얼굴이 창백해지고, 이가 빠지며, 살이 깎이고, 사람으로 하여금 노쇠하게 합니다. 내가 이 담배에 대해 이로움보다는 해로움이 더 심하다고 하는 것은, 냄새가 독해 재계하면서 신명과 통할 수 없는 것이 첫째이고, 재물을 축내는 것이 둘째이며, 이 세상에는 할 일이 너무 많아 걱정인데 요즘 사람들은 상하노소를 막론하고 일 년 내내 하루 종일 담배 구하기에 급급하여 잠시도 쉬지 못하는 것이 셋째입니다.

이익은 기본적으로 양생론(養生論)적 관점에서 흡연의 효능과 폐해에 대해 균형된 시각을 유지하려 했다. 또한 그는 흡연의 보건상의 폐해보다 사회경제적 폐해에 더 관심이 깊었다. 담배 소비가 농민경제를 파탄시킬 수 있고, 담배 구하는 데 시간을 낭비하고 있다는 등의 지적도 실학자로서의 경세적 관점을 반영한 것이다.

【 이덕리의 흡연의 해로움 학설 】

조선 후기의 문인으로 흡연자였던 이옥(李鈺)은 '담배에 관한 경전'이라는 뜻의 『연경(烟經)』을 지었는데 이 책에서 담배의 해로움에 대한 이덕리(李德履)의 글을 소개하고 있다.

나의 생각은 이렇다. 담배가 진기를 소모시키는데 이것이 첫 번째 해로움이다.

눈이 침침해지는 것을 재촉하는 것이 두 번째 해로움이다. 담배연기가 옷가지를 더럽게 물들이는 것이 세 번째 해로움이다. 연기와 담뱃진이 의복과 서책을 더럽게 얼룩지게 만드는 것이 네 번째 해로움이다. 불씨가 늘 몸을 떠나지 않아 자칫 실수하기 쉽다. 작게는 옷에 불구멍을 내고 방석을 태우며, 크게는 집을 태우고 들판을 태운다. 이것이 다섯 번째 해로움이다. 입 안에 늘 긴 막대기를 물고 있기에 치아가 일찍 상한다. 간혹 목구멍을 찌르는 불상사도 염려된다. 이것이 여섯 번째 해로

86

움이다. 구하는 물건이 작은 것이라 큰 거리낌이 없다보니 위아래나 노소를 따질 것도 없고, 친소와 남녀를 따질 것도 없이 서로서로 구하기를 그치지 않는다.

간혹 담배를 얻으려다 망신을 당하기도 하고, 간통을 매개하기까지 한다. 이것이 일곱 번째 해로움이다. 집에 머무는 자는 화롯불의 숯을 일삼지 않으면 끊임없이 불을 가져오라 야단이고, 길을 떠나는 자는 부시와 담뱃갑을 챙기는 것이 언제나 번거로운 한 가지 일이다. 이것이 여덟 번째 해로움이다. 한번 들이마시고 한번 내쉬는 행위가 오만한 자세를 조장하고 건방진 태도를 갖게 하는데 다른 음식에 견줄 바가 아니다. 따라서 젊은이가 자리를 피해 숨는 습속을 만들어놓고, 아랫사람이 윗사람을 무시하는 행태를 조장한다. 이것이 아홉 번째 해로움이다. 담배란 물건은 항상 입과 손을 써야 한다. 그래서 일을 할 때는 이쪽에서 거추장스럽고 저쪽에서 방해를 받는다. 다른 사람들과 대화를 나눌 때도 앞뒤의 말이 자꾸 끊긴다. 공경스런 자세를 지녀야 하는 예법에도 어긋나고, 또 용모를 단정히 하라는 가르침에도 소홀해진다. 이것이 열 번째 해로움이다.

이덕리의 글은 담배의 해로움을 과학적으로 제시한 것은 아니지만, 담배가 진기를 소모시켜 피로감을 높인다는 점을 일리 있게 지적했고, 눈을 침침하게 한다는 것도 담배가 망막의 황반변성이나 백내장의 원인이라는 점을 감안한다면 타당성이 있다. 또한 담배를 늘 물고 있어서 치아의 변형이 일어난다든지, 담배 때문에 옷에 불구멍이 난다든

지, 작업이나 대화에 방해가 된다든지 하는 것도 이치에 맞는 지적이
라 할 것이다.

【 니코틴은 나라 것? 】

우리나라에 담배가 전래된 이후 1921년에 연초전매령이 시행되기
까지 약 300년 동안은 담배의 자유경작 시대였다. 『한국전매사』에 따
르면 서울의 광교 부근에 연초전(廛)이 처음 생겨난 것은 1786년(정조
10년)경이며 세금은 5%였다고 한다. 1879년 개항하면서 외국 상품
이 봇물 터진 듯이 밀려들었는데 그중엔 외국산 담배도 있었다. 1894
년부터 1897년까지 연간 약 9만 달러어치의 외국 담배가 수입되었으
며, 일본 제품이 가장 많았다. 국내산 궐련은 주로 일본업자들에 의해
1905년 이후 만들어지기 시작했다.

식민통치와 수탈을 강화하던 일본은 1921년 담배 전매제도를 도입
한다. 자국에서 이미 1898년부터 담배 전매를 실시한 일본은 우리나
라에서도 사제 잎담배 등 대용품의 유통을 억제하고 외국 담배의 수
입을 막기 위해 전매제를 실시했다. 1921년 4월 연초전매령이 공포되
고 7월부터 담배 전매제도가 시행되면서 서울과 대구·평양의 동아
연초회사 공장과 조선연초회사 공장 등 6개 민간 연초 공장을 정부에
서 접수하게 됐다.

해방 이후엔 조선군정청 전매국에서 담배의 제조와 유통을 관할하게 되지만 전매제도 자체는 크게 바뀌지 않았다. 1948년 대한민국 정부가 수립되고부터는 재무부 전매국에서 담배와 홍삼 및 홍삼제품의 전매와 인삼 행정을 관장해 왔다. 1951년 전매국은 전매청이라는 이름으로 독립하여 연초의 생산 및 잎담배 수매, 담배의 제조·판매를 독점적으로 주관했다.

이처럼 해방 후 40년 가까이 정부의 관할 아래 있던 담배 사업이 공기업에 넘겨진 것은 담배의 수입개방 때문이었다. 1989년 외국산 담배의 수입이 자유화되면서 수입업자에게 판매권이 주어졌고, 당연히 '전매'라는 용어는 더 이상 사용할 수 없었다. 이에 정부는 1989년 한국담배인삼공사를 설립, 종전에 국가가 지녔던 국산 담배의 독점 제조·판매권을 넘겨주었다. 1997년 한국담배인삼공사는 정부투자기관에서 정부출자기관으로 전환되고 상법상 주식회사가 되었지만, 국산 담배의 제조 및 판매에 대한 독점권을 유지하고 있었다.

1997년 외환위기를 계기로 한 기업개혁의 일환으로 공기업 민영화라는 과제가 주어졌다. 담배인삼공사는 1999년 이후 정부의 지분을 순차적으로 매각해서 2002년 10월 'KT&G'라는 이름의 민영기업으로 탈바꿈했다. 현재 KT&G 외에 외국 담배회사인 바트 사와 필립 모리스 사가 국내 공장에서 담배를 생산하고 있다.

전쟁은 흡연을 부추긴다

1914년 제1차 세계대전이 시작되었다. 전쟁은 담배 보급을 확대하는 데 결정적으로 기여했다. 거의 모든 참전국이 병사들에게 담배를 지급했고, 병사들은 이를 필수품으로 여기게 되었기 때문이다. 1914년 영국 보병에게 지급하는 담배의 종류와 양은 지휘관의 재량에 따라 시가 두 대와 시가레트 두 개비, 또는 씹는 담배 10분의 9 온스나 코담배 5분의 1 온스였다.

병사들은 언제 죽을지 모르는 상황에서 마지막 담배를 피우거나 씹거나 하면서 마음을 가다듬었다. 동맹국의 병사를 만났을 때는 설사 말이 안 통해도 담배를 권하는 것으로 우정을 표했다.

당시 유럽 파견 미국 원정군의 사령관이었던 존 퍼싱 장군은 이렇게 말했다. "전쟁에서 이기기 위해 무엇이 필요한지 묻는다면 나는 총알 못잖게 담배도 필요하다고 말하겠다. 담배는 보급식량만큼 필수적인 품목이다. 지금 우리는 수천 톤의 담배가 필요하다."

제1차와 2차 세계대전은 젊은 남자들이 담배를 피우게 되는 결정적 계기였다. 훗날 인류의 건강을 지키기 위해 흡연을 대상으로 한 세계적인 투쟁이 벌어지리라고 그때 누가 상상이나 했겠는가.

히틀러, '인디언의 복수'에 응수하다

프로이트가 빈에서 파이프 담배를 피우면서 정신분석 이론을 펼치는 동안 같은 도시의 가난한 미술가 지망생 한 사람은 독특한 사상적 토양을 키우고 있었다. 젊은 아돌프 히틀러였다. 당시 그는 담배를 살 여유도 없었지만, 학창 시절 불법 흡연으로 징계를 받은 후에는 흡연을 아예 혐오하게 되었다. 히틀러는 나중에 물감통과 붓을 버리고 정치를 택했는데, 이 운명적 선택은 엄청난 성공을(그리고 세계에는 비극을) 안겨주었다. 1934년 히틀러가 독일의 최고 지도자 자리에 오른 후 곧 펼친 정책 중 하나가 '과학에 바탕을 둔' 흡연 억제였다.

히틀러 정부와 나치스 당은 담배를 인류의 적으로 규정하기 위해 담배와 건강의 관계에 대한 모든 정보를 수집했다. 과학자들에게 실험과 연구를 시키면서 정부는 선전과 세금을 무기 삼아 담배에 대한 전쟁을 시작했다. 처음에는 군홧발로 흡연자의 머리를 박살내는 그림 등으로 금연 캠페인을 펼쳤다. 히틀러는 특유의 선동적인 연설로 캠페인을 지원했다.

"담배는 백인이 독한 술을 안겨준 데 대한 아메리카 인디언의 복수다."

히틀러는 여성의 흡연을 더욱 싫어했다. 그래서 나치여성동맹의 단원들은 우수한 게르만 종족의 번식에 헌신하겠다는 서약과 함께 담배를 일체 거부했다. 히틀러 자신이 비흡연자의 이상적인 모델로 거론되기도 했다. 1937년 『아우프 데어 바흐트*Auf der Wacht*』 지는 생각에 잠긴 히틀러의 사진을 표지에 실었다.

"우리의 총통 아돌프 히틀러 각하는 술과 담배를 전혀 하지 않는다. 그래서 각하의 업무 능력은 놀라울 정도다"라는 설명을 달았다. 위기에 몰린 독일의 담배회사들은 정권에 협력하여 환심을 사는 수밖에 없다고 결론 내리고 나치스에 막대한 자금을 기부했다. 자금 제공 외에도 나치스에 대한 구애는 여러 형태로 시도됐는데, 예컨대 담배업계의 선두를 달리던 치가레텐 빌덴딘스트 사는 담배를 사면 히틀러에 관한 호화판 서적을 받을 수 있는 쿠폰을 덤으로 주었다. 이런 핍박 상황에서도 독일의 일인당 연간 궐련 소비량은 1932년 570개에서 1939년에는 900개로 증가했다.

히틀러의 독일은 공식적으로는 흡연을 반대하면서도 연간 약 10만 톤의 담배를 수입하는 세계 최대의 담배 수입국이었다. 그러나 1930년대 말 반(反)흡연 정책은 더욱 확대되어 공공장소와 이동 중인 차량에서의 흡연, 임산부와 공군 장병의 흡연을 철저히 금지했다. 한 세기 전에 이미 큰 반발을 샀던 야외 흡연금지법까지 부활시켰다. 그리고 당시로서는 막대한 액수의 담배세를 부과해, 1941년에는 담배세가 독일 총 세입의 12분의 1을 차지했다. 이들 엄격한 조치와 부수적인 여러 사건으로 인해 결국 독일인의 흡연양은 1939년 이후 계속 감소하게 되었다. 그 사이에 히틀러의 과학자들은 흡연 반대의 과학적 근거를 개발했다. 1939년 프란츠 뮐러가 임상의학적 방법을 사용해 흡연과 폐암의 관계를 처음으로 밝혀냈다. 뮐러는 "담배 사용의 급격한 증가가 폐암 증가의 가장 중요한 원인"이라는 결론을 내렸다. 어쨌든 과학적 반흡연 캠페인은 결국 종족의 순수성을 지키기 위한 운동의 일부로 전락하고 말았다. 히틀러는 우수한 독일 민족의 번영을 위해 다른 인종을 희생해도 된다는 이론을 창안하여 전쟁을 일으켰으며 반인륜 · 반인간적인 범죄를 저질렀다.

히틀러가 실시한 금연정책의 내용과 이론이 지금 우리가 실시하는 금연정책과 비슷하긴 하지만, 우리의 정책이 국민 건강을 위하는 인본주의에 입각해 있다면 히틀러의 정책은 인종차별주의에 근거해 있기 때문에 본질과 방향에선 전혀 다르다고 하겠다.

【 발암의 시한폭탄 】

담배는 발암물질임을 뻔히 알면서도 만들고 파는 유일한 상품이다. 한국에서만 1년에 무려 6만 2,000명이 담배로 인해 죽어간다. 매일 170명꼴이다. 담배에는 A급 발암물질 20여 종을 포함해 확인된 발암물질만 60여 종 이상이 들어 있으며 그 밖의 독성물질도 많이 함유돼 있어 국민건강을 저해하는 최대 요인 중 하나다.

현재 우리나라의 사망원인 1위는 암이고 2위가 뇌혈관 질환, 3위는 심혈관 질환(심장혈관이 막혀 심장마비로 사망하는 경우)이다. 이 세 가지 질병에 공통되는 것은 바로 담배가 주된 위험요인이라는 사실이다. 따라서 국민건강을 책임지는 사람이라면 대통령이든 보건복지부 장관이든 보건의료인이든 간에 담배 문제를 모른 체할 수 없다.

'담배를 제조하지도 말고 매매하지도 말자'라고 하면 사람들은 너무 심한 주장 아니냐고 생각하는 경향이 있다. 그러나 담배 같은 '발암의 시한폭탄'을 국민이 마음껏 사용할 수 있도록 그냥 놔두자는 것이야말로 너무나 심한 주장 아닐까. 현재 1,000만 명의 흡연자가 있는 현실을 직시하고, 모든 흡연자가 금연에 성공할 수 있도록 도와야 하며, 나머지 4,000만 명이 더 이상 간접흡연의 피해를 받지 않도록 노력해야 한다. 아무리 늦어도 이번 세기 안에는 제조 및 매매 금지가 달성되어야 한다고 믿는다.

【 흡연권 대 혐연권 】

흡연자라고 모두 담배를 '사랑하는' 것은 아니다. 끊을 수 없어서 피우고는 있으나 세상에서 담배가 사라지고 자신도 놓여나기를 바라는 이들도 많다. 하지만 강경파 흡연자들 역시 적잖아서, '흡연권'을 보장하라고 주장한다.

2005년 11월 1일 보건복지부가 PC방과 만화방, 관공서 등 광범위한 지역을 금연구역으로 만드는 국민건강증진법 시행규칙 개정안을 입법 예고하자, 한국담배소비자보호협회와 한국담배판매인회중앙회 등의 흡연자 단체들은 "이는 천이백만 흡연자의 행복추구권과 담배산업 종사자의 생존권을 위협하는 처사"라며 항의했다.

2006년 2월 박재갑 전 국립암센터원장 등 각계 인사 158명이 담배의 위해로부터 국민을 보호하기 위해 '담배 제조 및 매매 금지 등에 관한 법률(안)'을 입법 청원했을 때도 흡연자 단체들은 즉각 반발하였는데, 그때의 주장 역시 이 법률안이 흡연권을 침해한다는 것이었다.

그렇다면 흡연권 주장의 근거는 무엇인가? 담배 피우는 자유를 제한하는 것은 헌법 10조(행복추구권), 17조(사생활의 자유), 23조(사유재산권), 그리고 더 나아가 12조(신체의 자유) 등에 위배된다는 얘기다. 특히 헌법 37조 2항 "국민의 모든 자유와 권리는 국가안전보장, 질서 유지 또는 공공복리를 위해 필요한 경우에 한하여 법률로써 제한할 수 있으며, 제한하는 경우에도 자유와 권리의 본질적인 내용을 침해할 수

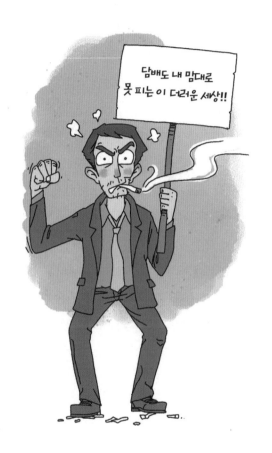

없다"라는 부분을 강조한다.

　하지만 2004년 8월 27일에 헌법재판소는 흡연자 허 모씨가 "공중시설에서 흡연을 제한하도록 한 국민건강증진법 시행규칙이 흡연자의 행복추구권 등을 침해한다"면서 낸 헌법소원 사건에서 재판관 전원일치 의견으로 합헌 결정을 내렸다. 재판부는 "혐연권(嫌煙權)은 헌법상 행복추구권뿐만 아니라 건강권과 생명권을 위해서도 필요한 것으로, 담배를 피울 권리보다 상위의 기본권"이라고 밝혔다. 즉, 건강과 생명을 위협하는 담배연기를 거부하는 혐연권이 담배를 피울 권리에 우선한다고 판단한 것이다.

생각해 보면 이는 상식적인 이야기랄 수 있다. 우리는 초등학교 때부터 '자유'와 '방종'의 차이를 배워왔다. 민주사회에서 자유란 타인에게 정신적, 육체적, 혹은 재산상의 피해를 끼치지 않고 공공의 이익을 저해하지 않는 범위 안에서 허용되는 것이다. 내가 노래를 부르고 싶다고 길거리에서, 또는 밤늦게 고성방가를 하면 안 되는 까닭은 그런 행위가 타인의 자유와 행복을 침해하기 때문이다.

흡연도 마찬가지다. 흡연할 자유를 주장하기 전에 수많은 유독물질이 들어 있는 담배연기에 타인이 피해를 보지 않을까 생각하는 것은 민주사회에서 지극히 당연한 배려다. 담배연기를 싫어하는 대부분의 국민은 담배연기로부터 자신의 건강과 가족의 생명을 지킬 권리가 있는 것이다.

【 규제협약, 솜방망이가 아니다 】

1999년 5월에 열린 제52회 세계보건총회(World Health Assembly, WHA)에서 세계보건기구(WHO)의 191개 회원국은 만장일치로 '담배규

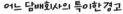

어느 담배회사의 특이한 경고

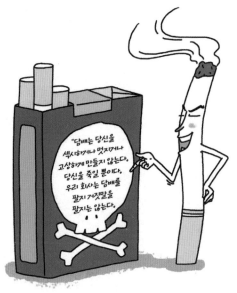

제기본협약(Framework Convention on Tobacco Control, FCTC)'을 제정하기로 했다. 이후 세계공청회와 국가간 협상(INB)을 거쳐 2003년 5월에 협약이 제정되었고, 2005년 2월 27일 114개국 이상의 회원국이 비준함으로써 국제법의 효력을 발생하게 되었다. 우리나라는 2003년 7월 협약에 서명하고 2005년 5월 비준에 동의하여 국제법 이행의 의무를 지니게 되었다.

담배규제기본협약의 주요 내용은 다음과 같다.

■ 담배 소비의 감소라는 목표에 기여하기 위하여 담배 제품에 대

한 조세정책 및 적절한 가격정책을 시행할 것.

■ 해외 여행객에 의해 이루어지는 면세 담배의 판매 및 수입을 금지할 것.

■ 실내 작업장, 대중교통 수단, 실내 공공장소, 기타 공공장소에서 담배연기로부터 보호받을 수 있도록 금연 구역을 설치할 것.

■ 모든 담배 광고와 판촉을 금지하고, 스포츠 행사 등에 대한 담배회사의 후원 등을 포괄적으로 금할 것.

■ 담뱃갑 양면에 최소 30%(원칙적으로 50% 이상) 이상의 크기로 흡연의 해악에 대한 경고 메시지를 문구나 그림으로 넣을 것(3년 내에 해야 함. 우리나라는 2008년 8월부터).

■ 담배 이름에 '덜 해롭다'는 인식을 조장할 수 있는 저타르, 라이트, 울트라라이트, 마일드 같은 용어의 사용을 금지할 것(3년 내).

■ 교육기관, 보건시설, 직장 등에서의 금연을 촉진하기 위한 효과적인 금연 프로그램을 고안·실시할 것.

■ 담배 중독에 대한 진단 및 치료와 금연 상담을 지원할 것.

■ 담배의 불법거래를 방지할 것.

■ 미성년자의 담배 구입 금지 조치를 강력히 시행할 것.

■ 각국은 자국의 담배 규제 프로그램에 대해 경제적 지원을 할 것.

■ 피해 보상을 포함한 담배회사의 민사 책임과 형사 처벌에 관한 입법을 촉진할 것.

이러한 협약에 따라 많은 선진국이 국민을 담배의 피해로부터 보호

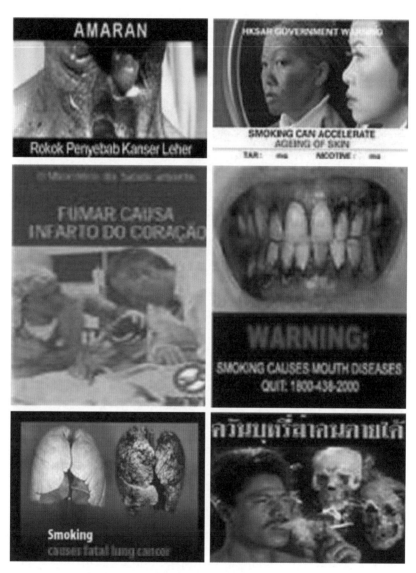

〈 세계 각국의 담뱃갑 경고 그림 〉

하기 위하여 담배규제정책을 강화하고 있다.

"2005년 런던의 한 술집(pub)을 방문했을 때, 실내는 담배연기로 가득했다. 그런데 2009년 같은 집을 다시 찾았을 때, 놀라지 않을 수 없었다. 담배 피우는 사람을 볼 수가 없었기 때문이다."

유럽 국가들에서 이러한 변화는 전반적으로 진행되고 있다. 대부분의 나라에서 직장 내 흡연이 허용되지 않으며, 영국과 아일랜드 · 노르웨이 · 스웨덴 · 핀란드 · 이탈리아 등에서는 레스토랑과 카페 · 술집을 비롯한 실내 공공장소가 모두 금연구역으로 지정되었고, 프랑스와 독일 같은 경우도 실내 공공장소에서는 엄격하게 분리된 흡연구역에서만 담배를 피울 수 있다. 유럽 국가 중 비교적 흡연에 관대했던 스페인도 2006년부터 일정 규모 이상의 바와 레스토랑은 분리된 흡연구역을 두도록 했고, 2010년 6월부터는 술집을 포함한 모든 실내 공공장소에서 금연을 시행했다.

미국도 2018년 7월 현재 26개 주의 바와 레스토랑을 포함한 모든 실내 공공장소에서 금연하도록 법으로 규정하고 있고, 다른 주들도 법안을 추진하고 있다.

호주의 경우, 모든 실내 공공장소가 금연구역일 뿐 아니라 어린이를 태운 차에서 흡연하는 것도 금지됐으며, 사람이 붐비는 쇼핑 거리에서 흡연하다가 적발되면 110달러(약 12만 원)의 벌금이 부과된다. 일부 해수욕장에서도 흡연이 금지되어 있다.

캐나다에서도 어린이를 태운 차에서는 담배를 피우면 안 되며, 건물 안으로 담배연기가 유입되는 것을 막기 위해 건물 현관에서 3~20m

이내(주마다 차이가 있음)에서 흡연하는 것이 금지되었다.

우리나라와 더불어 흡연자의 천국으로 알려진 이웃 일본에서도 어린이들의 안전을 위하여 버스 정류장이나 기차역 플랫폼에서의 흡연이 금지되었다.

이러한 전 세계적인 담배규제정책에 발맞추어 우리나라도 이제 식당, 술집, PC방, 당구장 등 거의 모든 공공장소가 금연구역으로 지정되었다.

내추럴 본 킬러 ⑤

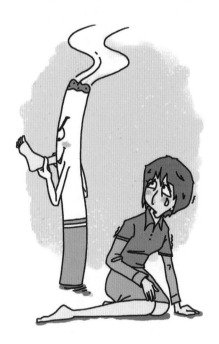

【 담배 때문에 매년 700만 명이 죽는다 】

10여 년 전에 히트한 올리버 스톤 감독의 영화 제목처럼, 담배는 '내추럴 본 킬러(Natural Born Killer)' 즉 타고난 살인자라 할 수 있다. 흡연과 관련된 질병 및 건강상의 문제 중 잘 알려진 것만 추려봐도 다음과 같다.

- 각종 암
- 중풍
- 심장병
- 동맥경화 및 혈관 폐색 질환(버거병, 대퇴골두괴사증 등)
- 만성폐쇄성 폐질환(만성기관지염, 폐기종)
- 미숙아 출산
- 유산, 자궁외 임신
- 영아급사증후군
- 조기 폐경 및 골다공증
- 청소년기 성장발달장애
- 성기능장애
- 추간판탈출증(디스크)의 발생 및 악화
- 소화성 궤양
- 피부 노화
- 백내장

■ 치주염

홉연으로 인한 사망자는 매년 전 세계에서 700만 명 정도이며, 우리 나라에서 홉연으로 인한 사망은 연간 약 6만 2,000명에 이르고, 이로 인한 사회경제적 비용은 연간 10조 원 이상으로 추정된다. 특히 우리 나라 남성 사망의 1/3은 홉연으로 인한 것으로 보고되었다.

이미 누구이 얘기했듯이 홉연은 자신뿐 아니라 주위 사람들의 건강 에도 해악을 끼친다. 매년 전세계 89만 명이 간접홉연으로 인한 질병 으로 사망한다고 세계보건기구는 보고하고 있다. 청소년의 홉연은 성인 홉연보다 더 치명적이다. 단기적으로는 신체 발육 저하, 우울, 위 험한 행동 등의 원인이 되며, 장기적으로는 홉연 관련 질병으로 인한 사망 확률이 크게 증가한다. 홉연의 피해가 본격적으로 드러나는 데 는 20여 년이 걸린다는 점에서 청소년 홉연에 특히 유념해야 한다.

【 흡연이 부르는 각종 암 】

담배연기에는 4,000여 종의 화학물질이 들어 있고, 암을 일으킬 수 있는 발암물질만도 무려 70여 종이나 발견되었다. 홉연자가 암에 잘 걸리는 이유는 하루에 수백 번씩 담배연기를 빨아들이면서 수십 년간 엄청난 양의 독성 발암물질을 몸속에 쏟아 넣기 때문이다.

발암물질은 폐를 통해 혈액으로 흡수되어 전신에 퍼진다. 암은 담배연기가 스쳐 지나는 장기(후두·폐·구강·식도·위장 등)와 혈액순환이 많은 장기(신장·방광·췌장 등)에 주로 생긴다. 오래 피울수록, 많이 피울수록, 이른 나이에 시작할수록 암에 잘 걸린다.

폐암

미국에서 1999~2003년 사이에 사망한 사람의 자료를 분석한 결과에 의하면 남자 흡연자가 폐암으로 사망할 확률은 비흡연자의 22배, 여자 흡연자는 비흡연자의 12배다. 우리 나라 연구에서도 흡연자에서 폐암 발병이 비흡연자에 비해 5~8배 더 높다고 보고하였다. 또한 과거의 흡연양이 폐암 발병에 영향을 미친다. 최근 10년 사이에 국내에서 폐암 사망자가 두 배 이상으로 급증했다. 2016년 한 해에 약 1만 8,000여 명이 폐암으로 세상을 떴다. 담배를 끊으면 그 위험이 서서히 줄어들어서 10년을 끊으면 위험도가 흡연자의 30~50%가 된다.

담배를 오래 피운 사람은 폐암에 걸릴 위험도가 쉽게 줄어들지 않는 데 비해, 단기간 피운 사람은 훨씬 빨리 정상화된다. 19년 이하 담배를 피운 남성이 10년 이상 금연을 하면 폐암 위험도가 3분의 1 수준으로 낮아진다.

후두암과 구강암

흡연자는 비흡연자에 비해 후두암과 구강암 발생률이 2배에서 27배까지 높아진다. 흡연 정도에 따른 용량-반응 관계가 비교적 뚜렷하다. 미국의 경우 전체 남자 후두암 환자의 95%가 흡연에 의한 것으로 추산된다. 구강 및 인후암의 경우, 흡연과 동시에 음주를 많이 하는 사람에게서 발생이 더욱 증가한다.

식도암

흡연은 식도암 발생에도 가장 중요한 요인의 하나로 알려졌다. 흡연자는 비흡연자에 비해 식도암 발생 위험도가 2배에서 10배까지 높아진다. 흡연과 식도암 발생 사이에도 흡연을 많이 할수록 식도암이 증가한다.

신장암과 방광암

흡연이 비뇨기 계통인 신장암과 방광암의 발생과도 관련이 있다는 보고가 나온 것은 1950년대의 일이다. 흡연과 암의 관계를 공식적으로 인정한 1964년 미국 공중위생국의 보고서에도 이 사실이 언급되어 있다. 흡연이 어떻게 영향을 주는지 그 작용기전은 아직 확실히 규명되지 않았으나, 담배를 통해 들어온 유해물질이 혈중을 돌아다니다가 신장에서 걸러져 농축되고, 방광에 머무르다가 배설되는 과정에서 유해물질과 해당 장기의 접촉 시간이 늘어나면서 암 발생이 증가하는 것으로 알려졌다. 비록 흡연의 비교위험도가 폐암을 비롯한 다른 흡연 관련 암들보다 낮기는 하지만, 하루 두 갑 이상 담배를 피우는 경우 방광암에 걸려 사망할 확률이 비흡연자의 5.3배나 된다고 한다.

췌장암

1964년만 해도 미국 공중위생국의 보고서에는 췌장암 발생과 흡연의 관련성에 대한 언급이 없었다. 당시에는 흡연이 췌장암 발생 이후에 추가적인 영향을 준다고만 이해했다. 한데 그 뒤 여러 연구에서 췌장암의 발병에도 흡연이 뚜렷이 기여한다는 사실이 밝혀졌다. 현재 이 암 발생의 30%는 흡연과 직접적 연관이 있다고 알려졌다.

실제로 미국의 경우 1940년대부터 흡연이 늘자 1960년대 이후 흡연 연령층에서의 췌장암 사망률이 증가했으며, 최근에는 여성 흡연율의 증가와 함께 췌장암의 남녀비가 변화되는 등 흡연과 췌장암의 시간적 관련성이 분명해지고 있다. 비흡연자에 대한 흡연자의 췌장암 발생 비교위험도는 평균 두 배 정도로 추정된다. 최근엔 췌장암 사망자에 대한 부검 연구에서 담배 속 발암 대사물질의 작용으로 생각되는 이상 췌장관세포의 증식이 발견되기도 했다.

위암

우리나라 사람들이 가장 많이 걸리는 암인 위암의 경우, 1964년 미국 공중위생국의 보고서는 그 발생이 흡연과 별로 관련이 없다고 결론 내렸었다. 하지만 그 뒤의 여러 연구들을 통해—특히 위암 환자가 많은 일본, 일본인이 많은 미국 하와이, 그리고 대만 등지에서의 연구조사 결과—위암 역시 흡연의 영향을 상당히 받는 것으로 판명되었다. 그래서 1982년부터 미국 공중위생국 보고서에서는 위암을 흡연 관련 암으로 규정하고 있다. 흡연자는 비흡연자에 비해 위암으로 사망할 확률이 2배에 이르며, 흡연양과 위암 발생 간의 용량-반응 관계도 계속해서 보고되고 있다.

자궁경부암

우리나라 여성암 중 발생빈도가 높은 자궁경부암의 경우 비흡연자보다 흡연자에서 2배 내지 3배 더 많이 발생한다고 보고되었다. 흡연 여성들의 자궁경부 분비물에서 니코틴과 니코틴 대사물질이 발견되고 있는 사실이 흡연과 자궁경부암의 관련성을 더욱 뒷받침해 준다. 주목할 점은 20대 여성 흡연자들의 자궁경부암 발생 위험도가 비흡연자의 17배나 된다는 것이다. 인유두종 바이러스 등 자궁경부암 발생에 관여하는 다른 요인들과 함께 작용하여 흡연이 젊은 여성에서 자궁경부암 발생 위험을 높이는 것으로 알려져 있다.

그밖의 암

1987년 일본의 히라야마 박사 팀이 발표한 간암 발생 연구결과를 보면, 흡연자의 발생 위험도가 비흡연자에 비해 무려 6.8배나 됐다. 또한 흡연은 소장암과 대장암은 물론 여성 유방암과 난소암의 발생률도 높이는 등 거의 대부분의 암 발생을 높인다. 전체적으로 모든 암 사망원인의 약 30%가 흡연으로 인한 것으로 밝혀져 있다.

【 흡연으로 인한 심장병과 중풍 】

심혈관 질환

흡연자는 비흡연자에 비해 심혈관 질환으로 사망할 확률이 70% 이상 높은 것으로 밝혀졌다. 하루 한 갑 이내의 흡연자가 심혈관 질환에 걸릴 위험은 비흡연자의 1.75배, 한 갑 이상을 피우는 경우에는 2.2배라는 연구결과도 있다. 다른 대규모 추적 연구를 보면 하루 한 갑 이내의 흡연자가 심혈관 질환으로 사망할 위험은 비흡연자의 1.9배였으나 한 갑 이내를 피우다가 1년 이내에 금연한 사람은 1.62배로 줄었고, 10년 이상 끊은 사람은 비흡연자와 같았다. 금연할 경우 위험이 감소하는 현상은 한 갑 이상을 피우는 사람의 경우에도 마찬가지다. 금연 후 처음 1년 동안은 심혈관 질환의 위험이 급격히 줄고, 이후에는 서서히 감소하여 오랜 기간이 지나면 비흡연자와 같은 수준으로 떨어진다.

말초동맥 폐쇄성 질환

대부분의 말초동맥 폐쇄성 질환은 동맥 혈관이 막혀서 피가 통하지 못하는 바람에 신체가 썩어 들어가는 병이다. 증상을 일으키는 말초동맥 폐쇄성 질환은 대개 하지(下肢) 즉 다리에서 일어나는데, 버거병이라고도 한다. 이 질환의 가장 중요한 원인은 흡연으로 알려졌다.

폐쇄성동맥경화증의 진단을 받고도 담배를 계속 피운 그룹에서는

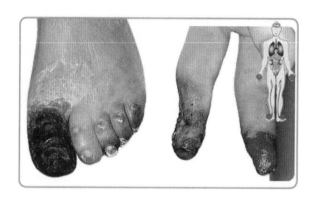

〈버거병으로 인한 손·발 괴사〉

11.4%가 5년 이내에 절단이 필요했다. 그러나 금연한 그룹에서는 같은 기간에 한 명도 절단하지 않았다.

말초동맥 폐쇄성 질환으로 동맥혈관 재건술을 받은 환자들을 추적 관찰한 연구를 보면 하루 15개비 이상 피운 그룹에서는 2년 이내에 절단하는 비율이 비흡연 그룹의 5배나 됐으며, 5년 이내에 절단하는 비율은 3배였다. 동맥혈관 재건술을 받은 시점에서 5년 후까지 15개비 이상 피우는 사람의 28%가 절단을 한 반면 비흡연자나 15개비 이내 흡연자는 11%만 절단했다.

뇌혈관 질환

연구결과를 보면 흡연자에게 뇌혈관 질환이 생길 확률은 비흡연자에 비해 55세 이전이 2.9배, 55~74세는 1.8배, 75세 이상은 1.1배였으며 전체적으로는 1.5배였다. 질환별로는 뇌경색이 1.9배, 지주막하

뇌출혈은 2.9배다. 성별로는 남성 흡연자에게 뇌혈관 질환이 생길 확률이 비흡연자의 1.42배, 여성은 1.61배다. 금연의 효과를 관찰한 결과, 1년을 금연하면 뇌혈관 질환의 위험이 거의 절반으로 줄고, 5~15년을 금연하면 위험도가 비흡연자 수준으로 낮아지는 것을 확인할 수 있었다.

【 당뇨에서 복부비만, 골다공증까지 】

당뇨

담배를 피우면 당뇨병에 걸릴 위험이 2배 이상 커진다. 신체 조직에서 혈당을 조절하는 인슐린 호르몬의 작용을 흡연이 방해하기 때문에 혈당이 높아지는 것이다. 아울러 심장병이나 신부전(腎不全), 시력상실 같은 당뇨 합병증에 걸릴 위험도 증가한다.

성기능 감퇴

흡연자는 비흡연자보다 발기부전의 위험도가 2배 이상 된다. 흡연 탓에 음경 혈관에 동맥경화증이 생겨서 혈액순환이 감소되고, 발기에 이르게 하는 혈관 확장 능력이 떨어지기 때문이다. 성기능을 되살리는 최고의 치료제는 금연이다.

임신 합병증

산모가 흡연을 하면 니코틴과 일산화탄소가 태아에게 가는 산소의 운반을 방해하여 여러 합병증을 일으킨다. 임신 중 담배를 피운 여성에게서 태어난 아이는 비흡연 산모의 아이보다 체중이 평균 170~200g 덜 나간다. 저체중은 신생아 건강에 큰 위험 요인이다. 임신 중 하루에 한 갑 이상을 피운 산모에게서 태어난 아이가 선천성 기형아일 위험은 비흡연 산모에서보다 1.6~2.3배나 된다. 임신 중 남편의 흡연은 선천성 기형인 구개열(口蓋裂, 곧 입천장갈림, 속칭 '언청이')의 발생을 6배나 증가시킨다.

복부비만

흡연자는 대개 비흡연자보다 체중이 약간 덜 나간다. 그러면서도 같은 체중의 비흡연자보다 뱃속에 지방이 더 많이 축적된다. 이를 복부비만이라고 부르는데, 복부비만은 고혈압·당뇨병·심장병 등의 주요 원인이다. 따라서 체중이 훨씬 더 나가는 비흡연자보다도 건강 상태가 좋지 않게 되기 쉽다.

조로 현상

담배에 들어 있는 수많은 유해물질은 세포 속의 DNA를 손상하고 세포 노화를 촉진해 얼굴에 주름살을 늘린다. 특징적인 것은 입가에 주름이 많다는 점이다. 30년간 하루에 한 갑씩(또는 두 갑씩 15년간) 담배를 피운 사람은 얼굴 주름살이 비흡연자의 세 배쯤 된다. 흡연 여성에게는 폐경도 2년쯤 이르게 온다.

골다공증

골다공증(骨多孔症) 또한 흡연자들에게 더 잘 생긴다. 골다공증이란 뼈 속에서 칼슘이 빠져나가 뼈가 약해지는 병이다. 그 자체로는 증상이 별로 없지만 자그마한 충격에도 쉽게 골절되는 게 문제다. 남자 흡연자의 골밀도는 비흡연자보다 10~20% 낮으며, 하루에 한 갑씩 흡연한 여성은 폐경기의 골밀도가 비흡연자보다 5~10% 낮다. 흡연을 많이 할수록 골다공증의 위험은 더욱 커진다.

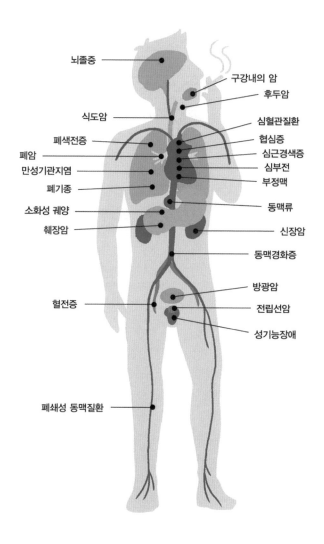

뇌졸중

구강내의 암

후두암

식도암

심혈관질환

폐색전증

협심증

폐암

심근경색증

만성기관지염

심부전

폐기종

부정맥

소화성 궤양

동맥류

췌장암

신장암

동맥경화증

방광암

혈전증

전립선암

성기능장애

폐쇄성 동맥질환

신종 담배 ❻

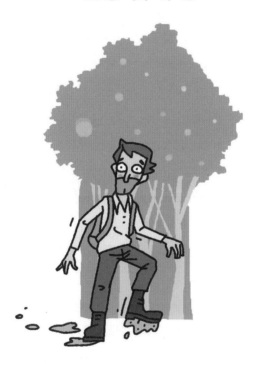

【 무연담배(Smokeless Tobacco) 】

무연담배는 연소 과정을 통해 연기를 흡입하는 흡연 이외의 다른 방법으로 사용되는 담배나 담배제품을 말한다. 무연담배는 일반 궐련보다 덜 해로운 것으로 간주되고 있어 연구나 정책 분야에서 무시되어 왔다. 전 세계적으로 적어도 116개 국가에서 3억 명 이상이 무연담배를 사용하고 있고(2017, Curr Addict Rep), 90%는 동남아시아 11개국에 분포되어 있다(2013, WHO). 동남아시아 국가의 무연담배 사용률은 남성의 경우 미얀마가 51.4%, 여성의 경우 방글라데시가 27.9%로 가장 높다(2012, Indian Journal Cancer). 우리나라의 경우 2013년 5월부터 무연담배가 판매되고 있지만 무연담배 사용률에 대한 통계는 없다.

무연담배의 종류

무연담배는 여러 가지 형태가 있으나 스너프(snuff, 일명 코담배), 디핑토바코(dipping tobacco, 집는 담배), 스누스(snus), 츄잉토바코(chewing tobacco, 씹는 담배)가 대표적이다. 스너프는 담뱃잎을 잘게 가루로 만들어 코로 들이쉰다. 디핑토바코는 딥(dip) 혹은 럽(rub)이라고도 불리며 아주 잘게 가루로 만든 습기 먹어 축축한 스너프 제품을 엄지와 검지를 이용해 적당량 집어 아랫입술이나 윗입술, 잇몸 사이에 놓아 사용한다. 이 행동을 디핑(dipping)이라고 한다. 스누스는 디핑토바코

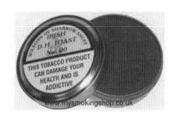
〈스너프〉

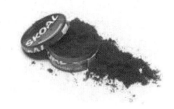
〈디핑토바코〉

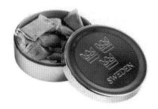
〈스누스〉

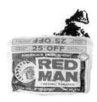
〈츄잉토바코〉

와 비슷하지만 티백 같은 작은 주머니에 들어 있고 보통 윗입술과 잇몸 사이에 놓으며, 주스가 많이 나오지 않아 뱉을 필요가 없다. 츄잉토바코는 디핑토바코와 달리 가루로 되어 있지 않아 니코틴과 맛을 내기 위해 치아로 부숴야 하며 보통 볼과 잇몸과 윗입술 사이에 놓고, 주스가 나오면 뱉는다.

무연담배와 건강

미국암협회(American Cancer Society)는 무연담배의 사용이 일반 궐련을 통한 흡연보다 건강에 덜 해롭다는 사실에 대해서는 인정하지만,

무연담배에는 담배특이 니트로사민(tobacco-specific nitrosamines)과 같은 발암물질이 함유돼 있어 담배를 사용하지 않는 사람보다는 여전히 질병의 발생 위험이 높으며, 니코틴이 포함되어 중독될 수 있다고 경고하고 있다.

유럽연합(EU)에서는 스누스 사용이 불법이지만 스웨덴, 노르웨이, 핀란드, 덴마크에서는 많이 사용되고 있고, 특히 스웨덴에서는 1970년 이후 스누스 사용이 급격히 증가했다. 스웨덴 남성의 스누스 사용률은 1980년 16.6%에서 2000년 19.3%로 증가하면서, 흡연율은 1980년 36.3%에서 2000년 17.1%로 떨어졌다(2003, Tob Cont). 일반적으로 스웨덴을 비롯한 유럽 국가는 무연담배 사용률이 높고 일반 흡연율은 낮다. 일부 연구자와 전문가는 유럽에서 폐암 사망률 및 흡연 관련 사망률이 낮은 이유를 들어 무연담배가 흡연보다 건강에 덜 해롭기 때문에 일반 담배의 대체제로 권장해야 한다고 주장하고 있다.

하지만 무연담배는 구강암, 식도암, 위암, 췌장암, 심혈관 질환 발생 가능성을 높이고, 니코틴 중독, 백반증(leukoplakia, 구강암의 전암성 병변), 치주 질환, 치아골 손실, 충치, 구취 등을 일으켜 건강에 해로운 것으로 알려져 있다.

이를테면, 2014년 《암역학저널(Journal Cancer Epidemiol)》에 발표된 21편의 관찰역학 연구를 종합한 메타분석에 따르면 츄잉토바코는 구강암의 위험성을 4.7배 정도 높이는 것으로 나타났다. 2009년 《영국의학저널(*BMJ*)》에 11편의 관찰역학 연구를 종합한 메타분석 결과에서 무연담배는 사용자의 심근경색증 위험도를 13% 높이는 것으로 나타났다.

결론적으로 현재까지 발표된 사람을 대상으로 관찰한 역학적 연구 결과를 보면 무연담배는 일반 담배보다는 덜 해롭지만 여전히 일부 암, 심혈관 질환, 구강 질환 등의 위험성을 높이는 것으로 나타난다. 의사를 비롯한 일부 전문가들은 기존 흡연자들의 해로움 감소(harm reduction) 측면에서 무연담배를 허용해야 한다고 주장하지만, 궐련담배와 무연담배를 동시에 사용할 가능성과 함께 청소년들의 경우 흡연을 시작하는 첫 관문(gateway product)이 될 가능성이 있다. 더욱 중요한 것은 궐련담배에서 무연담배로 바꾸는 경우 흡연자가 금연을 할 기회를 놓치거나 지연이 될 가능성이 있어 완전한 금연만이 담배 사용으로 인한 건강의 위험성을 줄이는 유일한 해결책이다.

【 물담배(수연, 水煙, waterpipe) 】

물담배는 후카(Hookah), 시샤(Shisha), 나르길레(narghile), 아르길라(arghila) 등으로 불리며 고대 이란인 페르시아 제국에서 유래해 인디아, 이집트 등으로 퍼져나갔다. 우리나라의 경우 이태원의 아랍 인도식 바에서 처음 소개된 후, 2003년부터는 홍대 주변에서 유행하기 시작했다.

물담배에서 나오는 연기에는 담배와 비슷하게 일산화탄소 및 니코틴뿐만 아니라 담배특이 니트로스아민, 벤젠, 포름알데히드, 아세트알데히드 등의 발암물질이 들어 있다. 한 연구에 따르면 일반 궐련형 담배연기와 비교했을 때 물담배는 벤젠 농도가 오히려 6.2배 높았다 (2014, Arch Toxicol).

물담배의 구조와 원리

머리 부위인 헤드에 담뱃잎과 허브를 넣고 그 위에 구멍 뚫은 호일을 얹은 다음 호일 위에 태운 석탄조각을 넣는다. 마우스피스로 흡입하면 연기가 관을 타고 단지에 있는 물을 통과한 후 호스를 통해 들어온다. 보통 40분 이상, 0.15~0.5리터 연기를 50~200회 정도 흡입한다.

물담배와 건강

2010년 《국제역학저널(International Journal Epidemiol)》에 발표된 24편의 관찰역학 연구를 종합한 결과, 물담배를 사용한 사람은 사용하지 않는 사람과 비교했을 때 폐암이 2배 이상 많았으며, 기타 폐질환 및 치주 질환 역시 2~5배 많았다. 2014년 평균 나이가 21세인 146명의 젊은 사람들을 대상으로 실험한 결과 물담배를 사용한 흡연자는 비흡연자에 비해 전반적으로 폐기능이 감소했다(International Journal Environ Res Public Health). 유사하게 2014년

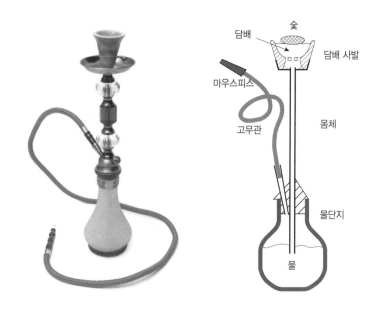

담배
숯
담배 사발
마우스피스
몸체
고무관
물단지
물

190명을 대상으로 궐련 흡연자, 물담배 흡연자, 이중 흡연자, 비흡연
자로 나눠 치주 질환 위험성을 조사한 결과 비흡연자에 비해 치주 질
환이 각각 4.6배, 4.3배, 4.9배 높게 나왔다(Oral Health Prev Dent).

물담배에 대한 세계보건기구(WHO)의 경고

세계보건기구에서는 물담배를 1시간 동안 사용하면 담배 1개비보
다 100~200배 많은 연기를 흡입하게 되며, 연기가 물을 통과하더라
도 일산화탄소, 중금속, 발암물질 등의 독성화합물의 농도가 여전히
높아 건강에 심각한 해로움을 줄 수 있어 일반 궐련 흡연의 안전한 대
체제가 될 수 없다고 경고하고 있다. 또한 간접흡연의 위험성과 함께
물담배를 공동으로 사용하는 경우 결핵, 간염 등 전염성 질환의 발생

위험이 높아지기 때문에 사용하지 말 것을 권고하고 있다.

【 전자담배(Electronic Cigarettes) 】

전자담배는 프로필렌 글리콜(propylene glycol)에 포함된 니코틴 액을 전기 장치를 이용해 가열시켜 수증기 형태로 흡입하는 기기이다. 액상의 니코틴 액을 카트리지에 담아서 판매하거나, 니코틴 액을 구입하여 전자담배 카트리지에 충전하여 사용한다. 2003년 중국의 혼릭(Hon Lik)에 의해 만들어진 후 여러 업체가 전자담배를 개발하여 전 세계에 널리 판매하고 있다.

우리나라에서도 성인의 전자담배 사용률이 2014년 4.4%에서 2015년 7.1%로 증가하였고, 청소년의 사용률도 5.0%에 이른다고 보고되었다.

제조회사들은 전자담배가 불을 붙여서 사용하는 일반 궐련담배와는 달리 순수한 니코틴 액만을 증기로 흡입하는 방식이므로 담배를 태울 때 생기는 타르, 일산화탄소 등의 유해물질과 발암물질이 적어 폐암을 비롯한 각종 암과 흡연으로 인한 질병을 감소시킬 수 있다고 주장한다. 또한 전자담배의 증기는 냄새가 별로 나지 않고, 독성이 낮아 간접흡연에 대한 부담 없이 언제 어느 곳에서든 흡연을 즐길 수 있다고 광고 하기도 한다. 일부 업체에서는 카트리지의 니코틴 농

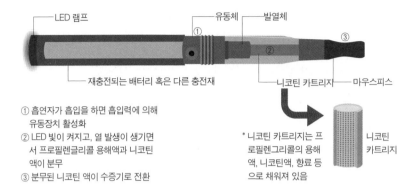

┌─ LED 램프　　　　　　　　　유동체　　발열체　　　　　　　　③

└─ 재충전되는 배터리 혹은 다른 충전재　　　니코틴 카트리지 ─ 마우스피스

① 흡연자가 흡입을 하면 흡입력에 의해
　　유동장치 활성화
② LED 빛이 켜지고, 열 발생이 생기면
　　서 프로필렌글리콜 용해액과 니코틴
　　액이 분무
③ 분무된 니코틴 액이 수증기로 전환

* 니코틴 카트리지는 프
　로필렌그리콜의 용해
　액, 니코틴액, 향료 등
　으로 채워져 있음

니코틴
카트리지

〈전자담배의 구성〉

도를 차츰 줄여가면서 흡연할 경우 담배를 끊는 데에도 도움이 된다
고 주장하고, 일부 연구결과를 발표하기도 하였다.

　금연보조제로서의 전자담배의 효과에 대해서는 여러 논쟁이 진행
중이다. 흡연자 중 전자담배 사용자와 비사용자의 금연율에 차이가
없었다는 연구와 전자담배를 사용한 흡연자들이 전자담배를 사용하
지 않은 군에 비해 금연율이 오히려 28% 감소하였다는 연구도 있다.
많은 흡연자들은 흡연양을 줄이거나 금연 목적으로 전자담배를 시작
하지만, 대부분 전자담배에 만족감을 느끼지 못해 일반 담배 사용으
로 복귀하거나, 전자담배와 일반 담배를 함께 사용하는 복합 흡연자
가 늘어나게 된다. 2013년 우리나라 성인을 대상으로 한 조사에 의
하면 현재 전자담배 사용자 중 일반 담배와 복합 사용하는 비율은
86.9%에 이르렀다.

　전자담배의 유해성에 관한 연구 보고를 살펴보면 우리나라에서 판

매되는 11개 회사의 전자담배 성분을 분석한 결과 발암물질인 담배 특이 니트로사민이 상당한 농도로 검출되었다고 한다. 니코틴의 증기화 과정에서 생성되는 포름알데히드와 아세트알데히드 역시 발암물질로 알려져 있으며, 아크로레인은 기도 자극을 일으킬 수 있어 천식 발병률을 높인다. 따라서 전자담배에서 발생하는 증기는 절대 안전한 증기가 아니고 낮은 수준이지만 독성물질을 함유하고 있어, 사용자에게도 간접 흡연자에게도 위해를 줄 가능성이 있다.

세계보건기구는 전자담배가 그 효능과 안전성이 제대로 확인되지 않은 상태에서 시장에 출시되어 급속히 유통되는 상황에 대해 우려를 표명하고 있다. 세계보건기구는 전자담배가 니코틴 전달장치 (Electrical Nicotine Delivery System)로서 규제받아야 하며, 전자담배의 효능과 안전성에 대한 독성 실험과 임상시험 연구결과가 공인되기까지는 전자담배의 건강상 이득이나 금연보조제로서의 효능을 제조업체가 선전하는 것을 금지하고, 전자담배 연기 성분에 대한 충분한 검증이 이뤄질 때까지는 간접흡연에 대한 규제도 예외적으로 취급하지 않도록 권고하고 있다.

우리나라도 국민건강증진법을 개정하여 전자담배에 경고그림을 넣고, 금연 구역에서 전자담배를 사용하지 못하도록 규제하고 있다.

【 가열담배(Heated Tobacco Products, HTP) 】

담배의 해로움에 대한 인식이 높아지면 담배회사는 이를 피해갈 수 있는 새로운 담배 개발을 시도하게 되는데 가장 최근에 개발된 것이 가열담배이다. 우리나라에서는 2017년부터 본격적으로 시판되면서 흡연자들의 관심을 끌었다.

담배회사는 가열담배를 Heat-Not-Burn(HNB) tobacco products 라고 불러왔다. 그러나 이것은 가열담배가 기존 담배와 다르다는 것을 강조하고 싶어하는 담배회사의 전략이라는 점을 들어 최근에는 Heated Tobacco Products(HTP)라고 부르고 있다.

우리말 이름에도 논란이 일었는데, 담배회사에서는 가열담배를 '궐련형 전자담배'라고 이름 붙였고, 언론사나 보건복지부에서도 같은 이름으로 사용하였는데 이 이름은 마치 가열담배가 전자담배의 한 형태인 것처럼 오해를 불러일으킨다. 전자담배는 니코틴을 포함한 액상을 전자장치로 가열하는 기구인 데 비해, 가열담배는 불을 붙이지 않는다는 점만 다를 뿐 기존 궐련담배와 완전히 동일하다. 즉, 기존 궐련담배가 불을 붙여 650~850℃에서 연소하는 데 비해 가열담배는 불을 붙이지 않고 전자장치를 이용해 250~350℃의 고열로 쪄서 그 기체를 흡입하는 것이다.

현재 담배회사별로 아이코스(IQOS, Philip Morris International), 글로 (Glo, British American Tobacco), 릴(KT&G) 등의 제품이 나와 있다.

구분	궐련 담배	전자담배	가열담배 (궐련형 전자담배)
흡입 방식	직접 연소를 통해 연기를 흡입	니코틴이 함유된 액체를 가열하여 기체를 흡입	궐련담배를 전자기기를 통해 고열로 가열하여 기체를 흡입
가열 온도	650~850℃	250~350℃	250~350℃

〈궐련담배 · 전자담배 · 가열담배의 차이〉

담배회사 필립모리스는 보도 자료를 통해 가열담배는 "담배를 태우지 않고 가열하는 기술로 연기 · 재 · 냄새 없이 담배의 맛을 제공한다"고 주장했으며, 자신들이 시행한 연구결과를 바탕으로 "해로움이 기존 담배의 10%에 불과하여 질병의 위험성을 줄일 수 있다"고 주장했다.

이에 대해서 2017년 스위스 베른대학에서는 아이코스를 검사하여 기존 궐련담배 대비 아세나프텐 295%, 포름알데히드 74%, 아크로레인 82%이 검출되어 다양한 발암물질 및 독성물질이 함유되어 있다고 발표했다.

2017년 일본 국립보건의료과학원에서는 기존 궐련담배와 비교해 타르 61.1%, 니코틴 35.3%, 일산화탄소 98.6%, 담배특이 니트로사민 90%이 감소되었다고 발표하였다.

2018년 미국 FDA에서는 전문가위원회에서 검토한 결과 아이코스에서 일부 유해 성분이 감소되었지만 이것이 질병 발생률과 사망률을 감소시키는 것을 의미하지는 않는다고 결론 내리고 아이코스가 담배 관련 질환의 위험성을 줄인다는 필립모리스의 주장을 인정하지 않았다. 이 결론에 따라 미국에서는 가열담배가 시판되지 못하고 있다.

우리나라 식품의약품안전처는 2018년 국내 판매중인 가열담배(궐련형 전자담배)의 배출물에 포함된 니코틴, 타르 등 11개 유해 성분을 일반 담배의 국제공인분석법인 ISO법과 HC(Health Canada)법에 적용하여 분석 결과를 발표했다. 분석한 유해 성분은 니코틴, 타르, 그리고 세계보건기구에서 각국 정부에 저감화를 권고하는 9개 성분을 포함하여 총 11개 성분이었다. 3개 회사의 궐련형 전자담배 제품 중 한 개씩의 모델을 선정해 분석하였다. 3개 제품의 니코틴 평균 함유량은 각각 0.1mg, 0.3mg, 0.5mg(ISO법) 검출되었다. 일반 담배의 경우 시중에 많이 유통되는 제품의 니코틴 함유량이 0.01~0.7mg인 것을 감안하면 기존 담배와 가열담배는 큰 차이가 없었다. 가열담배의 타르 평균 함유량은 각각 4.8mg, 9.1mg, 9.3mg 검출되었다. 시중에 많이 유통되는 일반 담배의 타르 함유량이 0.1~8.0mg인 것을 감안하면 가열담배의 타르가 현저하게 높게 검출되었다.

세계보건기구 저감화 권고 9개 성분 중 국제암연구소에서 인체 발암물질(1군)로 분류한 6개 성분을 ISO법으로 분석한 결과, 평균 함유량의 범위는 벤조피렌 불검출~0.2ng, 니트로소노르니코틴 0.6~6.5ng, 니트로소메틸아미노피리딜부타논 0.8~4.5ng, 포름알데히드 1.5~2.6μg, 벤젠 0.03~0.1μg이 검출되었으며 1,3-부타디엔은 검출되지 않았다. 다시 말해 가열담배에도 벤조피렌, 벤젠 등 인체 발암물질이 포함된 것으로 확인되어, 일반 담배와 마찬가지로 암 등의

대상성분		포집법	가열담배(궐련형 전자담배)	기존 궐련 담배
일반 담배 의무표시 성분	니코틴 (mg/개비)	ISO	0.1~0.5	0.01~0.7
		HC	0.8~1.4	
	타르 (mg/개비)	ISO	4.8~9.3	0.1~8.0
		HC	17.1~20.2	

〈가열담배와 궐련담배의 니코틴과 타르 양〉

각종 질병을 일으킬 수 있다는 것을 알 수 있다.

　결론적으로 가열담배의 니코틴 함유량은 기존 궐련담배와 유사한 수준으로 나타났으며, 타르의 함유량이 기존 담배보다 높게 검출되었다는 것은 가열담배가 결코 안전하지 않다는 것을 보여주는 자료라고 하겠다.

　세계보건기구에서도 첫째 가열담배는 전자담배가 아니며, 가열담배가 기존 궐련담배에 비해 덜 해롭다든지, 유해 성분이 덜 배출되거나, 간접흡연의 피해가 감소한다는 근거가 불충분하다고 하였다.

　설사 가열담배가 기존 담배에 비해 일부 성분에서 독성 성분이 적게 나온다 하더라도 담배를 끊는 것에 비한다면 매우 해롭기 때문에 흡연자들은 금연을 선택해야지, 담배회사의 편향된 실험 결과와 왜곡된 발표만 믿고 가열담배로 바꾸는 것은 담배회사의 농간에 놀아나는 결과에 불과한 것이다.

　우리나라 보건복지부에서도 가열담배를 담배로 규정해 금연구역에서의 가열담배 흡연을 금지하였으며, 경고그림에도 니코틴에 의한 중독을 암시하는 주사기 그림을 넣었으나, 2019년부터는 암 발생을 경고하는 그림으로 강화하기로 결정하였다.

담배 끊기 매뉴얼 ⑦

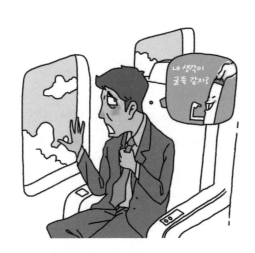

【 금단증상, 중독의 뒷모습 】

대부분의 흡연자는 담배를 피운 후 얼마 지나지 않아 다시 흡연 욕구가 솟는다. 담배가 입술과 손을 떠난 시간이 길어지면 강력한 흡연 욕구와 함께 가슴이 답답해지고, 초조해지며, 외적인 스트레스에 쉽게 짜증이 나게 된다. 이러한 현상을 금단증상(禁斷症狀)이라고 하며, 중독의 가장 큰 특징이다.

금단증상은 매우 다양하게 나타난다. 금연 후 두 시간 이내에 시작되어 첫 24~48시간 사이에 최고조에 이른다. 금단증상은 불안, 초조(안절부절), 머리가 멍함, 짜증, 니코틴에 대한 강력한 열망 등으로 나타나고, 심한 경우 불면에 빠지거나 심계항진(心悸亢進, 두근거림)이 오고 이상 감각을 느끼기도 한다.

이 같은 증상은 대개 1주에서 3주 정도까지 가며, 간혹 수개월간 지속되기도 한다. 담배에 심하게 중독된 사람들은 자는 동안 담배를 피울 수 없기 때문에 아침에 일어나면 강력한 흡연 욕구를 느끼고, 이때 피우는 담배가 가장 맛있다고 느끼는데, 이 현상 역시 담배의 중독성과 금단증상 때문이다.

담배에 중독되면 흡연에 집착하면서 그것을 합리화하는 한편, 스스로를 '애연가'라 칭하게 된다. 집이나 사무실에 담배가 떨어지지 않도록 신경을 쓰면서 담배를 항상 갖고 다니게 되며, 어쩌다 담배가 바닥나면 온 집안을 뒤지고 밤늦게라도 담배를 사러 나가는 등의 강박적인 행동을 보인다. 심한 경우에는 가족이 아무리 호소하고 말린다고 해도 집 안에서의 흡연을 자제 못하며, 가족의 저항에 폭언을 퍼붓거나 폭력을 행사하는 등 자기조절 능력을 상실하기에 이른다.

이처럼 심각한 담배의 중독성 때문에 일찍이 니코틴 중독은 중독성 정신 질환의 하나로 분류되었다. 미국정신의학회에서 펴낸 DSM-5(Diagnostic and Statistical Manual of Mental Disorders, 정신 질환 진단 및 통계 편람)라는 정신 질환 진단기준에 따르면 12개월 동안 11개 항목 중 2개 이상에 해당하면 문제성 담배사용 패턴으로 진단한다. 또한 2~3개 항목에 해당하면 경도, 4-5개 항목에 해당하면 중등도, 6개 항목 이상 해당하면 중증의 담배사용장애로 평가한다.

자신이 니코틴에 얼마나 중독되어 있는지를 알아보는 방법이 있다. 스웨덴의 유명한 행동학자 카를 파거스트롬(Karl Fagerstrom)이 개발한 방법이다.

이 검사에서 0점~3점은 낮은 수준의 니코틴 중독, 4점~6점은 중간 정도의 중독, 7점~10점은 높은 중독성을 보인다고 해석할 수 있다.

담배사용장애 진단기준(DSM-5)

지난 12개월 동안 다음의 기준 중 최소 2개 이상의 기준에 해당하는 임상적으로 의미 있는 장애 또는 고충으로 이어지는 문제성 담배사용 패턴

1. 담배를 자신이 의도했던 것보다 더 많은 양을 소비하고 더 오랜 시간 사용한다.
2. 담배사용을 줄이거나, 끊어보려는 생각을 늘 가지고 있지만 결국 성공하지 못한다.
3. 담배를 구하거나, 사용하는 데 필요한 활동을 하느라 상당한 시간을 소비한다.
4. 갈망 혹은 담배를 사용하고자 하는 강한 욕망을 경험한다.
5. 반복되는 담배사용으로 인해 직장, 학교, 가정에서 해야 할 역할을 수행하지 못한다.
6. 담배사용으로 인해서 대인관계 혹은 사회적인 문제(담배를 사용하는 것에 대해 타인과 실랑이를 벌이는 것 같은)가 지속적으로 발생함에도 불구하고, 반복해서 담배를 사용한다.
7. 담배사용 때문에 중요한 사회적, 직업적 혹은 여가활동들을 포기하거나 줄여야 한다.
8. 물리적으로 위험한 상황에서도 담배를 사용한다(예, 침대에서의 흡연).
9. 담배에 의해 유발되거나 악화된 육체적 · 정신적인 문제가 있다는 것을 알고 있음에도 불구하고 담배를 사용한다.
10. 다음 사항 중 어느 하나에 해당하는 내성이 발생한다.
    a. 원하는 효과를 느낄 때까지 담배사용량을 현저하게 늘리려 한다.
    b. 같은 양의 담배를 피웠는데도 효과가 현저하게 떨어진다.
11. 다음 사항에 모두 또는 어느 하나에 해당하는 금단증상이 있다.
    a. 담배 금단에 해당되는 특징적인 증상
    b. 금단증상을 피하기 위해서 또는 해소하기 위해 담배를 사용한다.

니코틴 의존 자가진단법

1. 아침에 일어나서 얼마 만에 첫번째 담배를 피우십니까?

    1) 5분 이내   3점

    2) 6~30분 사이   2점

    3) 31~60분 사이   1점

    4) 60분 이후   0점

2. 금연구역, 예를 들면 교회나 극장, 도서관 등에서 흡연을 참기가 어렵습니까?

    1) 예   1점

    2) 아니오   0점

3. 어떤 경우의 담배가 가장 포기하기 싫습니까?

    1) 아침 첫 담배   1점

    2) 다른 나머지 ?   0점

4. 하루에 담배를 몇 개비나 피우십니까?

    1) 10개비 이하   0점

    2) 11~20개비   1점

    3) 21~30개비   2점

    4) 31개비 이상   3점

5. 아침에 일어나서 첫 몇 시간 동안에, 하루 중 다른 시간보다 더 자주 담배를 피우십니까?

    1) 예   1점

    2) 아니오   0점

6. 하루 중 대부분을 누워 지낼 만큼 몹시 아파도 담배를 피우시겠습니까?

    1) 예   1점

    2) 아니오   0점

【 담배는 뇌로 피운다 】

자신의 의지만으로 금연에 성공하기란 참으로 어렵다. 2008년에 미국 보건복지부에서 펴낸 「담배 사용 및 의존 치료를 위한 임상 진료지침」에 따르면, 미국 내 4,500만 흡연자 중 70% 이상이 금연할 생각이 있으며, 약 44%는 매년 금연을 시도한다고 한다. 그러나 소망과 달리 성공률은 극히 낮아서, 2005년의 경우 금연을 시도한 1,900만 성인 흡연자 가운데 단지 4~7%만이 성공했다고 한다.

흡연자들은 하나같이 담배 끊기가 힘들다고 호소한다. 왜 담배를 끊기 어려울까? 흔히 '의지 부족' 탓이라고들 한다. 물론 틀린 말은 아니다. 개인의 의지는 금연 성공뿐 아니라 성공했다가 흡연으로 되돌아가는 일을 막기 위해서도 필수적이다. 그렇지만 금연의 어려움에는 개인의 의지박약보다 더 근본적인 원인이 있다.

담배를 끊기 어려운 것은 무엇보다도 담배연기 속에 함유된 니코틴에 대한 중독, 보다 정확히 말하면 '니코틴에 대한 의존 및 금단증상' 때문이다.

인간의 뇌에는 '보상회로'라는 게 있다. 그림에서 보는 바와 같이 뇌는 부위별로 운동, 감각, 판단, 시각, 기억, 통증, 조화, 보상 등을 담당하고 있는데, '보상(報償, reward)'을 담당하고 있는 부위는 가운데에 위치한 중뇌이다.

흡연을 하게 되면 담배연기가 폐로 들어가, 니코틴이 혈액을 타고 7

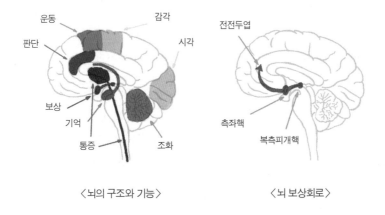

〈 뇌의 구조와 기능 〉	〈 뇌 보상회로 〉

초에서 19초 사이에 뇌의 중앙에 위치한 중뇌(오른쪽 그림)에 도달한다. 이곳에서 혈뇌장벽(blood-brain barrier, 혈액뇌장벽, 혈관뇌장벽, 혈액뇌관문이라고도 함. 뇌와 척수 모세혈관의 투과성이 낮아 혈류로부터 불필요하거나 유해한 물질이 유입되는 것을 막는데, 이 방어 장치를 장벽에 비유한 것)을 통과해 복측피개핵(腹側被蓋核, ventral tegmental area, VTA)이라는 부위에 있는 니코틴 아세틸콜린 수용체를 자극하면서 뇌 보상회로를 활성화한다. 다음 단계로 측좌핵(側左核, nucleus accumbens, NA)까지 이어져 있는 도파민 신경경로를 통해 신호가 전달되면 측좌핵 말단 부위에서 도파민(dopamine)이라는 신경전달물질이 분비되고, 그에 따라 뇌 속의 도파민 농도가 올라가서 긍정적인 쾌감을 느끼게 된다. 이러한 쾌감은 일종의 '보상' 역할을 하여 결국 흡연 행동을 지속시키고 강화하는 결과를 낳는다.

흡연을 하고 나서 20~40분쯤 지나면 도파민 농도가 떨어지게 되며, 이때 담배를 피우지 않으면 불안 · 초조해지고 머리가 멍해지며 짜증이 나는 등 금단증상이 나타난다. 아울러 니코틴에 대한 강력한 열망이 생기기 때문에 흡연자는 의지와는 무관하게 담배를 피울 수밖에 없다.

앞에서도 말했듯이, 일반적으로 금단증상은 금연 후 두 시간 이내에 발생하여 첫 24~48시간 사이에 최고조를 이루며, 대개 1주에서 3주 정도 가지만 수개월간 지속될 수도 있다. 그렇기 때문에 자신의 의지만으로 담배를 끊기는 불가능에 가깝다. 따라서 의학적으로 입증된 금연치료법을 병행하는 일이 필수적이다.

【 흡연 유형과 맞춤 금연법 】

아래에 흡연 유형 분석표가 있다. 흡연자 스스로 체크하여 점수를 매겨보자. 유형별로 질문이 세 개씩 있는데, 답의 점수 합계가 11점 이상이면 그 유형에 해당한다. 11점 이상인 유형이 하나가 아니라면 해당 유형들이 복합적으로 나타난다고 볼 수 있다. 자신이 어떤 흡연 유형에 속하는지 알아보고 대처법을 숙지하자.

흡연 유형에 따른 '맞춤 금연법'은 아래와 같다.

■ A형: 자극 추구형

1. 담배를 잊을 정도로 바쁘게 지낸다.

2. 냉수로 세수하거나 심호흡을 하고, 10~20분 정도 가벼운 체조를 한다.

3. 양치질, 샤워 등을 한다. 냉수 샤워가 더 효과적이다.

■ B형: 손에 담배가 없으면 무료한 유형

1. 손과 도구를 이용해 장난감 등을 만들거나 조립한다.

2. 책장과 서랍 따위를 청소하고, 화초를 키운다.

3. 찬 우유나 물을 마신다.

■ C형: 즐거움 추구형

1. 30분 정도 온수 목욕을 하거나 체조 등 가벼운 운동을 한다.

2. 가벼운 독서를 하는 등 관심 대상을 바꾼다.

3. 다른 사람이 내뿜은 담배연기도 절대 들이마시지 않는다.

■ D형: 초조한 마음 해소형

1. 찜질이나 마사지를 통해 긴장을 푼다.

2. 친한 사람과 직접 혹은 전화로 대화를 나눈다.

3. 음악 감상, 명상 등을 통해 마음을 차분하게 가라앉힌다.

■ E형: 갈망형 또는 의존형

1. 하루 20분 정도 운동을 한다.

2. 시계를 보면서 숫자를 300까지 천천히 센다.

3. 커피나 술을 피하고 생당근, 셀러리, 다시마, 무가당 껌

유형	문 항	항상 (5)	자주 (4)	때로 (3)	간혹 (2)	아님 (1)	합계
A	1. 나는 기분이 처지는 것을 막기 위해 담배를 피운다.						
	2. 담배를 피우면 자극이 되고 일을 잘하게 된다.						
	3. 기분이 좋아지려고 담배를 피운다.						
B	1. 나는 담배나 라이터를 들고 있는 것을 좋아한다.						
	2. 담배를 피우는 과정(불붙이기, 연기 마시기, 연기 내뿜기 등)이 즐겁다.						
	3. 내뿜은 담배연기를 쳐다보면 재미있다.						
C	1. 나는 담배를 피우면 즐겁고 편안해진다.						
	2. 흡연을 통해 즐거움을 얻는다.						
	3. 긴장을 풀고 편안할 때일수록 담배가 더 맛있다.						
D	1. 나는 무슨 일에 화가 날 때 담배를 피우게 된다.						
	2. 마음이 불안하고 긴장될 때 담배를 피우게 된다.						
	3. 기분이 울적하거나 걱정이 있을 때 흡연한다.						
E	1. 나는 담배가 없으면 불안해서 못 견딘다.						
	2. 담배를 안 피우고 있을 때 그 사실을 정확히 인식한다.						
	3. 얼마 동안 담배를 피우지 않으면 담배 생각이 나서 견딜 수가 없다.						
F	1. 나도 모르는 사이에 저절로 담배를 피우게 된다.						
	2. 재떨이 위에 피우던 담배를 놓고도 또 담배에 불을 붙인다.						
	3. 언제 담배에 불을 붙였는지 모르는 상태에서 담배를 물고 있는 것을 발견할 때가 있다.						

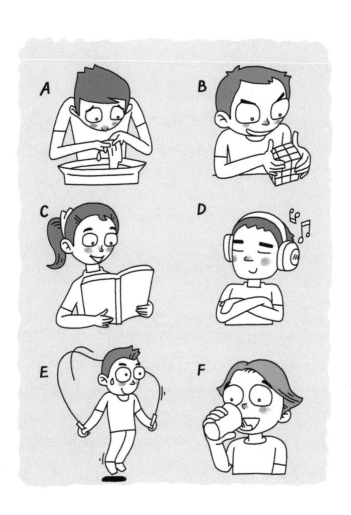

따위를 씹는다.

■ F형: 습관형

　　1. 물을 많이 마신다.

　　2. 담배를 피우던 장소, 피울 수 있는 장소에 가지 않는다.

　　3. 취미에 몰두하거나 적당한 운동과 가벼운 산책을 한다.

　　4. 금연 일기를 쓰며 결심을 새롭게 확인한다.

【 금연침은 얼마나 효과적인가 】

한의학에서는 금연을 위한 치료법으로 금연침을 사용한다. 한방진료실이 설치된 전국 보건소와 일반 한의원에서 정부 지원 아래 무료로 시행하고 있다. 한의학 이론에 따르면, 금연침은 귀 주위의 경혈(經穴, 인체의 기와 혈이 통과하는 부위로, 이곳에 침을 놓거나 뜸을 떠서 자극을 내부 장기로 전달하기도 하고 내부 장기의 징후를 드러내기도 함)을 침으로 자극하여 금단증상을 완화하거나 흡연욕구를 떨어뜨리고, 흡연 시에 두통이나 속이 울렁거리는 등의 증상이 생기게 함으로써 금연을 유도한다고 한다. 일주일에 두 번씩 몇 주에서 몇 개월 정도 시술한다.

금연침의 효과는 다양하다. 어떤 사람은 이론 그대로 담배의 맛이 없어져서 금연에 성공했다고 하고, 어떤 사람은 별 효과가 없다고 한다.

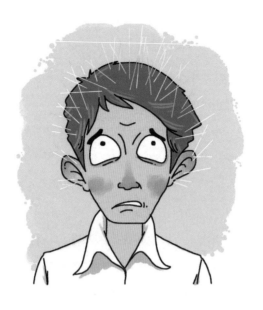

　서양의학에서는 특정 치료법이 어떤 질병에 효과가 있다는 것을 인정받으려 할 때, 임상시험 즉 사람을 대상으로 한 시험을 통해 과학적으로 입증해야 한다. 더 구체적으로 설명하자면 치료군(群)에게는 문제의 치료법을 시행하고, 대조군(비교군)에게는 기존의 다른 치료법을 시행하거나 약의 경우 위약(僞藥, 영어로는 플라시보placebo, 실제 약과 모양이 똑같지만 효과는 없는 가짜 약)을 투여한 뒤 두 그룹에서 얻은 효과를 비교하게 된다.

　임상시험 결과 특정 치료군이 대조군에 비해 통계적으로 치료효과가 높아야 의미가 있는 것이다.

　금연용 니코틴 패치나 껌 등의 경우 30여 년 전부터 세계 각국에서 임상시험이 시행되었는데, 연구결과를 종합해 본 결과 위약에 비해 1.5배 이상 효과가 높으며, 1년 후의 금연성공률도 15% 내외인 것으로 밝혀졌다. 흡연자가 아무런 도움 없이 금연을 시도했을 때의 성공률이 3~5%인 데 비하면 3~5배나 되는 것이다.

반면에 금연침의 효과에 관한 임상시험은 그리 많지 않다. 6개월 미만의 금연성공률을 비교한 12개의 임상시험을 종합한 결과, 가짜 침(sham acupuncture, 연구 목적을 위하여 침을 놓는 시늉만 하고 피부를 통과하지 않도록 하거나, 전통적인 경혈이나 경락에서 벗어난 자리에 침을 놓는 것)과 비교했을 때 1.3~1.4배의 높은 금연성공률을 보였다. 하지만 6개월 이상의 금연성공률을 비교한 6개의 임상시험을 종합한 결과는 가짜 침이나 금연침이나 차이가 없는 것으로 나타났다. 따라서 단기적으로는 효과가 있을지 모르지만 장기간 금연 효과는 없을 가능성이 많다. 효과를 더 정확하게 알려면 보다 질 높은 임상시험이 필요할 것이다.

【 금연은 의사가 필요한 '중독 치료' 】

거듭 말하지만 흡연은 단순한 습관이나 기호가 아니라 '중독 질환'이기 때문에 자기 의지만으로 금연을 하기는 결코 쉽지 않다. 알코올 중독이나 마찬가지로 '치료' 차원에서 생각해야 한다는 얘기다. 현재 금연클리닉에서 사용하고 있는 여러 가지 금연치료법의 성공률을 보

금연 치료방법	6개월 이상 금연 성공률
자신의 의지	4%
의사의 금연 충고	8%
낮은 강도(첫 방문 시 금연책자 사용 여부와 상관없이 20분 미만의 금연에 대한 충고 및 1회의 추가 방문 시 금연 충고 제공)	6%
높은 강도(첫 방문 시 20분 이상의 금연에 대한 충고, 금연책자 외에도 추가적인 금연 교육기자재 사용 및 2회 이상의 추가 방문 시 금연 충고 제공)	12%
전문가에 의한 개인별 금연 상담(금연 상담 전화 포함)	11%
약물치료	
니코틴 대체요법(껌, 패치, 스프레이, 흡입기, 알약 등)	17%
부프로피온(먹는 약)	19%
바레니클린(먹는 약)	26%

- 출처 : 1) 2008년 미국 보건복지부. 담배 사용 및 의존에 대한 치료를 위한 임상진료지침.
     2) 2010년 코크란 리이브러리 등.

면 위의 표와 같다.

표를 보면 자신의 의지만으로 금연을 시도했을 때 6개월 이상 금연 성공률은 4%에 지나지 않는다. 의사의 단순한 금연 충고를 받는 경우에는 8%까지 오르고, 금연상담사나 전문가의 상담을 받으면 11% 정도까지 성공률을 올릴 수 있으며, 니코틴 껌이나 패치 같은 니코틴 대체요법의 경우에는 17% 내외, 먹는 금연치료제인 부프로피온은 19%, 최근 출시된 바레니클린의 경우에는 26% 정도의 금연성공률을 보인다.

【 상담하며 끊어간다 】

금연에 도움을 주는 심리학적 치료 방법에는 교육 자료를 이용한 학습, 의사나 간호사 등 의료인의 금연 충고와 같은 단순한 금연치료, 개인 혹은 집단을 대상으로 한 강도 높은 금연치료 등이 있다. 여기에서는 전문적인 금연상담사의 개인별 집중 상담과, 진료 기관을 방문하지 않아도 되는 상담전화의 효과를 간단히 살펴본다.

개인별 금연상담

전문 금연상담사가 개인별 일대일로 상담을 하는 경우 흡연자의 약 11%가 6개월 이상 금연에 성공한 것으로 보고되고 있다. 자신의 의지만으로 금연을 시도했을 때의 성공률이 4% 내외인 데 비하면 2~3배 정도 높다. 상담 시간과 횟수가 많을수록 금연성공률이 높아지는 것으로 알려졌다.

금연상담전화

이것은 전화를 이용하여 전문 상담사의 도움을 받는 방법이다. 미국·유럽·홍콩 등지에서도 시행되고 있으며, 우리나라는 2006년부터 보건복지부와 국립암센터가 주관하여 무료로 서비스를 하고 있다. 비용이 들지 않는 데다 의료기관을 직접 방문하지 않아도 되기 때문에 특히 청소년과 여성 흡연자가 이용하기에 좋다.

세계 여러 나라에서 시행된 금연상담전화의 효과에 대한 연구결과를 종합한 결과 이용자의 약 11% 정도에서 6개월 이상의 금연성공률을 보이는 것으로 나타났다. 이는 의료기관에 직접 가서 일대일로 전문가 상담을 받았을 때의 성공률과 비슷하다.

우리나라에서는 전국에서 국번 없이 1544-9030으로 전화를 걸면 상담사가 개인별로 전담하여 1년 동안 서비스를 제공한다.

【 생각을 바꿔서 행동 바꾸기 】

인지행동요법(cognitive behavioral therapy, CBT)이란 잘못된 인지(정서·생각)와 행동들을 올바르게 바꾸는 정신치료법이다. 흡연을 지속하게 되는 것은 흡연에 대한 잘못된 생각이나 행동이 습관화된 탓이므로 이 요법을 적용할 수 있다.

흡연자들은 다음과 같은 생각을 가지고 있는 경우가 많다.

— 일 때문에 스트레스가 많아서 금연하기 힘들다.

— 담배를 피우면 스트레스가 해소된다.

— 나중에 끊으면 된다.

— 흡연양이 적으면 문제될 것 없다.

— 순한 담배를 피우면 괜찮다.

— 옆집 할아버지는 흡연하는데도 90세 넘도록 건강하게 사셨다.

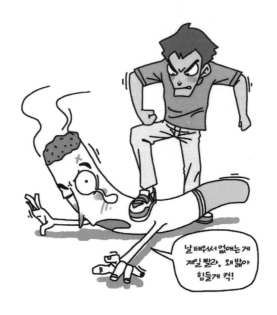

> 날 태워서 없애는 게 제일 빨라. 왜 밟아 힘들게 컥!

— 나는 의지가 약해서 안 된다.

그래서 금연 시도조차 하지 않는 경우가 많다. 한데 이 같은 생각은 사실이 아니거나 금연에 부정적으로 작용하는 요소로 알려져 있다. 금연하기 위해서는 흡연에 대한 생각 자체를 바꾸는 게 중요하다.

【 디데이를 잡아라 】

1. 금연을 단행할 날을 결정하고 달력에 표시한다. 가능하면 한 달

이내로 날짜를 잡는 것이 좋다. 너무 멀리 잡으면 금연할 마음이 달아날지 모른다.

2. 금연을 결심했으면 혼자 알고 있기보다는 가족과 친구, 연인에게도 알리도록 한다. 이 때 간단한 내기를 걸어도 좋다.

3. 금연 전날까지 담배를 생각나게 만드는 라이터나 재떨이, 성냥을 치우고, 금연을 결심하게 된 이유를 하나씩 곰곰이 생각하면서 결심을 굳힌다. 10년, 20년 후의 건강하고 깔끔한 모습을 상상해본다.

【 금연자를 위한 '팁 텐' 】

금연 성공에 보탬이 될 귀띔(tip) 열 가지다.

1. 술을 마시는 사람의 경우, 술자리는 금연 실패의 지름길이다. 가능하면 멀리하라.

2. 나만의 스트레스 관리법을 만들어보라. 스트레스를 받는 경우, 그 상황이나 자리를 피해서 산책을 한다거나 크게 심호흡을 한다.

3. 금연에 성공할 때까지 담배 피우는 친구를 만나지 말라. 금연을 시도하는 많은 사람이 술자리와 흡연 친구 때문에 실패한다.

4. 식사나 군것질 직후의 담배는 흡연자의 작은 행복 중 하나라고 한다. 이 덧없는 행복을 깨자. 식사 후 바로 양치질을 하여 입안을 상

쾌하게 유지하면 담배 생각이 덜 나게 된다.

5. 흡연 욕구가 정말 강할 때는

— 딱 5분만 견뎌보라. 5분을 참고 나면 담배 생각이 훨씬 덜 날 것이다.

— 간단한 체조나 스트레칭을 해본다.

6. 규칙적으로 운동을 한다. 빨리 걷기 혹은 조깅을 하루에 한 시간씩 일주일에 3~5회 할 것을 추천한다.

7. 커피와 지방 함량이 높은 음식을 피한다.

8. 담배의 기억은 손가락에도 배어 있다. 손가락이 한가하지 않게 놀이 도구를 갖고 다녀라.

9. 입이 심심할 때 먹을 수 있는 껌이나 해바라기씨, 당근 등을 휴대한다.

10. '금연 저금통'을 만들어서 절약되는 담뱃값을 저금하라. 1년 동안 저금하면 하루 한 갑 흡연자들은 4,500원×365일=1,642,500원을 모을 수 있다. 가족와 함께 3박 4일 동남아시아 여행을 갈 수도 있는 금액 아닌가.

【 니코틴을 대체한다 】

금연에 확실히 성공하기를 원하면 약물치료를 함께 하는 것이 좋다.

약물치료에는 니코틴 껌이나 패치, 흡입제 따위를 통한 니코틴 대체요법, 먹는 약인 부프로피온과 바레니클린 등이 있다. 약물치료는 상담보다 금연성공률이 1.5~2.5배 정도 높고, 상담과 함께 시행할 경우 효과가 더욱 커진다.

금연이 힘든 것은 니코틴 중독, 즉 니코틴 의존 및 금단증상 때문이다. 그래서 담배를 피우는 대신에 니코틴으로 만들어진 약제를 비교적 단기간(약 2개월 이내) 동안 공급함으로써 금연에 도움을 주는 니코틴 대체요법을 많이 쓴다. 현재까지 발표된 임상연구를 종합해 보면 니코틴 대체요법의 효과는 6개월 이상의 금연성공률을 약 17% 정도 보이고 있다.

미국식품의약국(Food and Drug Administration, FDA)에서는 1995년에 공식적으로 금연 약물요법의 사용을 승인했다. 승인된 약물요법 중 니코틴 대체제는 총 5종으로 껌, 패치, 알약, 비강(鼻腔) 스프레이, 흡입제 등이다.

니코틴 대체요법은 일반 성인 흡연자에겐 안전하나 임신부나 젖먹는 아기가 있는 여성, 심혈관 질환자(협심증·심근경색 따위), 청소년 등의 경우에는 아직까지 효과나 안전성이 완전히 입증되지 않았기 때문에 의사와 상담할 필요가 있다.

니코틴 패치

니코틴은 피부를 통해서도 잘 흡수되기 때문에 패치(작은 파스)를 통해 니코틴을 공급할 수 있다. 일반의약품으로 분류되어 있어 의사의 처방전 없이 약국에서 자유롭게 살 수 있다.

붙이는 시간은 패치 종류에 따라 24시간 혹은 16시간인데 금연 효과는 비슷하다. 위팔, 엉덩이, 등, 허벅지같이 털이 없는 부위에 붙이고, 하루에 한 번씩 갈아주면서 6주에서 12주 정도 계속한다. 일반적으로 패치가 클수록 니코틴 용량이 증가한다. 고용량, 중간 용량, 저용량의 세 가지가 있으며, 고용량을 사용하다가 점차 저용량으로 내려간다(예컨대 고용량 2주→중간 용량 2주→저용량 2주).

니코틴 패치를 사용할 때 흔히 보이는 부작용은 부착 부위가 빨갛게 되는 것과 가려움증이다. 반 정도에서 나타나지만 심각하지는 않다. 이상한 꿈을 꾸거나 불면, 감기와 비슷한 증상이 올 수도 있다.

니코틴 껌

니코틴 껌은 니코틴이 구강점막에서도 흡수가 잘 되는 점을 이용한 것이다. 일반의약품으로 분류되어 있으며 용량 2㎎과 4㎎의 두 종류가 있다. 담배를 매일 한 갑 반 이상 피우던 흡연자는 고용량인 4㎎을 사용한다.

니코틴을 방출시키기 위해서 10회 정도 천천히 씹은 후 껌을 잇몸과 볼 안쪽 사이에 잠시 둔다. 이 같은 동작을 약 30분간 반복한다. 담배 생각이 날 때마다 한 개씩, 하루에 8~12개 씹다가 점차 줄여가는데, 하루 24개 이상은 사용하지 않는 게 좋다.

한 번에 하나씩만 씹어야 하며, 커피, 주스 등의 산성 음료는 니코틴 흡수를 방해하므로 씹기 15분 전부터는 마시지 말아야 한다.

너무 빨리 씹을 경우에는 속이 울렁거리거나 딸꾹질이 생길 수 있고, 가벼운 인후염이나 턱의 통증, 의치 손상, 두통, 현기증 등의 부작용이 생길 수 있다. 니코틴 패치와 마찬가지로 이 껌도 임신부나 심혈관 질환자는 주의해야 한다.

〈금연 사례 1〉

(2006년 여름. 57세 남자 흡연자가 금연클리닉을 방문했다.)

흡연자: "혼자 힘으로 담배를 끊기가 무척 힘드네요."

의사: "그러면 니코틴 패치를 한 번 사용해보시는 게 어떻겠습니까?"

흡연자: "아, 패치요? 그건 붙여봤는데 피부가 빨갛게 되고 가려워서 별로예요."

의사: "그럼 니코틴 껌은 어떨까요? 사용해보신 적이 있습니까?"

흡연자: "아, 껌은 괜찮겠네요. 그걸로 하지요."

(2주 뒤 금연클리닉을 다시 방문한 흡연자)

의사: "금연 잘 하고 계십니까?"

흡연자: "네, 껌 씹고 나서도 한 주일 정도는 담배를 하루에 네댓 개비 피웠는데 그 뒤 지금까지 일주일간은 한 개비도 안 피우고 있습니다."

의사: "대단하십니다. 계속 금연하시기 바랍니다."

(3개월 후 부인과 함께 클리닉에 왔다.)

의사: "벌써 3개월째군요. 금연 잘 하고 계십니까?"

흡연자: "……그게 말이죠, 거의 3개월째 담배는 한 개비도 안 피웠고 담배 생각도 별로 안 나는데, 그 대신 껌을 못 끊겠는데요."

흡연자 부인: "담배 끊은 것은 좋은데, 니코틴 껌을 몇만 원 어치 집에 쌓아두고 하루 종일 씹습니다. 여간 신경이 쓰이는 게 아니에요. 하루에 30~40개는 씹을걸요."

니코틴 대체제(껌, 알약) 중독

흡연자가 금연을 하기 위해 니코틴 대체제를 사용하는 경우, 금연에는 성공하지만 금연을 도와준 니코틴 껌이나 니코틴 알약을 끊지 못하는 경우가 간혹 있다. 일반적으로 껌이나 알약 등 니코틴 대체제는 흡연에 비해 혈중 농도가 천천히 올라가기 때문에 쉽게 중독되지 않지만 일부 중독되는 경우가 있다.

니코틴 껌이나 알약을 사용할 때 중독이 되지 않기 위한 방법
— 의사, 약사, 금연상담사 혹은 약품 설명서의 지시대로 복용한다.
— 니코틴 알약이나 껌을 하루에 20개 이상 섭취하지 않는다.
니코틴 껌이나 알약을 끊는 방법
— 사용 빈도를 조금씩 줄여나간다.
— 니코틴 껌이나 알약과 모양이나 맛이 비슷한 일반 민트 껌이나 알약으로 대체한다.

위의 방법이 듣지 않는다면 금연클리닉 전문의를 찾아가 먹는 금연약(부프로피온이나 바레니클린)을 처방받는다.

니코틴 흡입제

니코틴 카트리지가 내장된 얇은 플라스틱 튜브다. 담배처럼 한모금 빨면 니코틴이 구강으로 흡입된다. 불을 붙이는 것이 아니라는 점을 제외하면 크기나 모양, 사용 방법이 모두 담배와 비슷하다. 흡입 시 폐보다는 구강점막에서 주로 흡수된다는 점에서 니코틴 껌과 유사하다고 볼 수 있다. 우리나라에서 아직 시판되지 않고 있으며 미국에서는 의사의 처방이 있어야 구입할 수 있다.

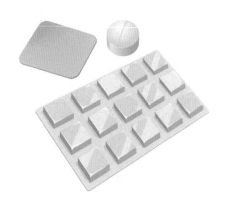

니코틴 비강 분무제(스프레이)

니코틴을 스프레이 방식으로 코 점막에 뿌리는 것이며, 다른 니코틴 대체제보다 훨씬 빠르게 인체에 흡수된다. 니코틴 흡입제와 마찬가지로 우리나라에서는 시판되지 않으며 미국에서도 의사 처방이 있어야 살 수 있다.

니코틴 알약

니코틴 알약은 사탕 형태로 되어 있으며 잇몸과 볼 안쪽 사이에 넣고 녹을 때까지 기다리면 된다. 알약을 빨아먹으면 니코틴이 구강점막에서 흡수된다는 점에서 니코틴 껌과 동일하다. 니코틴 껌은 이(치아)가 안 좋은 사람이 사용하기 어렵지만 알약은 사용 가능하다.

【 치료약과 예방백신 】

부프로피온

부프로피온(Bupropion)이라는 약은 원래 신경정신과에서 우울증 치료제로 사용되어 왔다. 그런데 담배를 피우는 우울증 환자가 이 약을 복용했을 때 금연에 성공하는 수가 많았다. 임상시험을 해본 결과 금연 효과가 확인되어 1997년에 미국 식품의약국에서 금연치료제로 승인받았다. 우리나라에서는 2002년에 식품의약품안전청의 허가를 받은 후 사용되고 있으며, 의사의 처방이 있어야 구입이 가능한 전문의약품으로 분류되어 있다.

부프로피온의 금연 효과의 원리는 확실하게 밝혀지지 않았지만 이약을 복용했을 때 뇌 안의 도파민 농도가 높아지는 것과 관련이 있다고 한다. 즉, 흡연을 할 때 니코틴이 뇌의 보상회로를 자극해 도파민 농도가 높아지는 것과 마찬가지로 부프로피온을 복용하면 도파민 농도가 높아져 흡연 시와 같은 정신적 쾌감이나 안정감을 느끼게 되고, 그에 따라 흡연욕구가 줄어든다는 얘기다. 현재까지 발표된 임상시험 연구결과를 종합해보면 부프로피온 복용 시 6개월 이상의 금연 성공률은 약 19% 정도로, 이는 니코틴 대체요법보다는 약간 높고 바레니클린보다는 조금 낮다.

복용 기간은 7~12주 정도이며 유지요법으로 6개월 정도까지 사용이 가능하다. 첫 6일간은 아침에 한 알씩, 7일째부터는 저녁에 한 알을 추가하여 아침저녁으로 한 알씩 복용한다. 복용 시작 후 일주일 동안은 금연 효과가 나지 않는 경우가 많기 때문에 금연 시작일은 8일째 이후, 늦어도 2주 이내로 잡으면 된다.

부프로피온의 부작용으로는 경미한 불면이나 입마름 등이 있다고 알려졌다. 다만, 500~1,000명 중 하나꼴로 발작(간질)이 유발될 수 있으므로 발작 병력이 있는 환자, 중추신경계 종양이 있는 환자, 알코올 또는 진정약물을 갑자기 중단한 환자, 신경성 대식증(폭식증) 또는 신경성 식욕부진을 진단받았던 환자 등의 경우에는 복용하지 않는 편이 좋다. 반드시 의사와 상담을 할 필요가 있다.

〈금연 사례 2〉

(우울증이 있고 담배를 많이 피우는 45세의 남자가 의사를 찾아왔다.)
환자: "두세 달 전부터 사는 게 도통 재미없고 하던 일에도 흥미를 잃었습니다. 자꾸 죽음에 대한 생각만 드네요."
의사: "수면장애나 식욕 변화라든지, 초조함, 사소한 일에도 죄책감을 느끼거나 하는 증상은 없습니까?"
환자: "있습니다. 잠도 안 오고, 식욕도 없고, 죄책감도 느끼고……. 아 그리고 집중력도 떨어져서 도무지 일이 손에 잡히지 않습

니다.

의사: "그런 증상이 시작되기 전에 특별한 일은 없었습니까?"

환자: "별일 없었는데요……. 참, 담배가 늘었습니다. 끊고 싶은데 오히려 하루 한 갑에서 한 갑 반으로 늘었습니다."

의사: "이전에 머리를 다친 적이 있거나, 다른 신경정신과 문제로 치료를 받은 적이 있습니까?"

환자: "그런 일은 없었어요. 특별한 병도 없고 현재 먹는 약도 없습니다."

의사: "우울증도 있고 흡연도 하시기 때문에 부프로피온이라는 치료제를 처방해드리겠습니다. 이 약을 드시면 우울증뿐 아니라 금연에도 도움이 될 겁니다."

(부프로피온을 복용한 환자는 1개월 만에 우울증 증상이 호전되면서 금연하기 시작했으며, 6개월 동안 꾸준히 약물치료를 받고는 우울증과 흡연을 모두 치료할 수 있었다.)

바레니클린

바레니클린(Varenicline)은 미국의 제약회사인 화이자(Pfizer)에서 개발한 경구용 금연치료제로, 2006년 5월에 미국 식품의약국에서 승인하여 그해 8월부터 챈틱스(Chantix)라는 제품명으로 판매되기 시작했다. 우리나라에서는 이듬해인 2007년 5월부터 챔픽스(Champix)라는 제품명으로 팔고 있으며, 부프로피온과 마찬가지로 전문의약품으로 분류되어 있다.

바레니클린은 니코틴과 마찬가지로 니코틴 수용체에 작용한다. 니코틴이 나타낼 수 있는 최대 효과보다는 적기 때문에 중독성이 심하지 않으면서도 도파민 농도를 높임으로써 금단증상을 이겨낼 수 있게 한다. 이 약을 복용하면서 담배를 피우게 되면 니코틴이 중추신경계 도파민 시스템을 자극하는 것을 경쟁적으로 억제하기 때문에 니코틴으로부터 멀어지게 함으로써 결국 금연에 도움을 준다.

최근까지 발표된 임상시험 결과를 종합해보면 바레니클린을 복용한 흡연자 중 약 26%가 6개월 이상의 금연성공률을 보인다. 단독 사용 시의 금연성공률이 현재 시행되는 금연치료법 중 가장 높다.

첫 일주일 동안은 인체 내 약물 농도를 높여가는 과정으로 우선 3일 동안 0.5mg 바레니클린을 아침에 한 알씩 복용하고, 4일째부터는 저녁에 한 알을 추가하여 아침저녁으로 한 알씩 복용한다. 8일째부터 금연을 시작하면서 1mg 바레니클린을 아침과 저녁에 한 알씩 총 12주 정도 먹는다.

부작용으로는 속이 울렁거리거나 이상한 꿈을 꿀 수 있고, 수면장애나 두통 등이 올 수 있다. 그 외에 우울 증상, 기분 변화, 행동 변화, 자살 생각 등도 보고되었으나 확실한 인과관계는 밝혀지지 않았다.

니코틴 백신

현재 닉박스(NicVAX), 타닉(TA-NIC), 니코틴큐베타(Nicotine-Qbeta) 등의 이름으로 니코틴 백신의 금연 혹은 흡연 예방 효과에 대해 임상시험이 진행되고 있다.

니코틴 백신의 작용 원리는 다음과 같다. 이 백신을 1개월 간격으로 5회 접종하면 니코틴에 대한 항체가 몸 안에 생기게 된다. 그 상태에서 흡연을 하면 니코틴 항체가 니코틴과 결합한다. 본디 니코틴은 분자 크기가 작아서 뇌혈관과 뇌조직 사이에 존재하는 혈뇌 장벽을 쉽게 통과함으로써 뇌에 작용하여 중독현상을 일으키는 것인데, 니코틴이 항체와 결합하면 분자가 커지기 때문에 혈뇌 장벽을 통과하지 못하고, 따라서 뇌 보상회로를 작동시키지 못하기 때문에 흡연을 하지 않게 된다는 원리다.

그렇지만 아직까지 만족할 만한 효과가 입증되지 않아 시판까지는 시일이 걸릴 것으로 보인다.

【 금연을 위한 시나리오 】

금연 7일 전

금연을 하려는 이유부터 생각해보자.

첫째, 건강이다. 담배를 끊으려는 이유를 물어보면 대부분이 건강 때문이라고 대답한다.

둘째, 가족의 미래다. 우리나라 사람들은 유달리 자식 걱정이 많아서, 자녀들에 대한 책임감에서 금연을 생각한다.

셋째, 가족의 요청이다. 부모나 자녀, 아내가 간절히 바라기 때문에 담배를 끊을 생각을 한다.

넷째, 담배 피우기가 불편해져서다. 열차와 비행기는 물론 빌딩들도 금연구역으로 선포되면서 담배 피울 곳이 없다고 생각한다. 친구들도 담배를 끊기 때문에 담배나 라이터를 빌리기도 힘들어진다.

다섯째, 사회적 압력 때문에 담배를 끊는 경우도 적잖다. 담배를 피우면 야만인 취급을 받는다. 심지어 지도자로서의 자질에 문제가 있다고 판단되는 수도 있다고 한다.

그러나 이런 식의 원론으로 이유를 정리하지 말고, '나'라는 고유한 인격체가 담배를 끊지 않을 수 없는 이유를 지극히 사적이고 구체적인 맥락 속에서 곰곰 생각해봐야 한다. 열 가지 정도의 절실한 이유를 적어보자.

금연 5일 전

자신의 흡연 습관을 분석하여 주로 언제 담배를 피우는지를 이해해야 한다. 표를 만들어서 한 개비 피울 때마다 적는다. 예를 들면 다음과 같다.

번호	시간	상황
1	7:10	아침에 일어나서
2	7:50	식후에
3	8:30	출근하면서
4	10:10	결재 받으러 가기 전에

금연 3일 전

자신의 니코틴 의존도를 확인한다. 니코틴에 중독되어 있다는 것은 니코틴이 공급되지 않으면 금단증상이 나타나 다시 니코틴을 찾게 된다는 뜻이다. 담배를 한동안 피우지 않으면 니코틴 농도가 떨어지면서 머리가 멍해지고, 안절부절못하고, 화를 잘 내게 되는 등의 금단증상이 나타난다. 따라서 흡연자들은 니코틴 농도를 일정 수준 이상 유지시킬 수 있는 간격으로 담배를 피워 안정감을 얻는다. 어떤 금연 방법을 시도하는 게 좋을지 판단하기 위해 앞에서 소개한 파거스트롬의 설문지를 이용하여 니코틴 중독 정도를 살펴보자.

니코틴 의존 척도가 7점 이상이면 중독성이 높은 상태여서 의지만으로 담배를 끊기는 어렵다. 니코틴 대체제를 약국에서 구입하여 사용하거나, 의사와 상담한 후 흡연 욕구를 줄이는 금연보조 약물을 처방받는 편이 현명하다. 니코틴 의존도가 4~6점이라 하더라도 의지만으로 금연할 자신이 없으면 니코틴 패치를 권한다. 성공률이 두 배 가량 높아진다. 다만, 니코틴 의존도가 3점 이하인데 자신의 결심만으로 담배를 끊지 못한다면 그것은 중독의 문제라기보다는 심리적 의존을 비롯한 다른 문제라고 보아야 한다.

금연 전날

드디어 내일부터 금연이다. 긴장도 되고, 불안하기도 할 것이다. 금연을 한다고 친구들과 가족들에게 알려야 한다. 담배를 같이 피우던 사람들에게도 말해준다. 그래도 불안하다면 금연에 성공한 친구나 친척에게 전화를 해서 상대방의 성공담을 듣기도 하고 자신의 기분을 털어놓기도 한다. 니코틴 의존도 점수가 7점 이상이라면 무조건 금연보조제를 사용해야 한다. 3점 이하라면 의지만으로 시도할 수도 있다.

금연해야 할 이유를 다시 한 번 머릿속에 새기면서 잠자리에 든다. 흡연 유혹이 일 만한 상황을 떠올리고 대처 방안을 생각해둔다. 예를 들어서, 항상 담배를 나누어 피우던 친구가 담배를 권할 때는 "아, 나 담배 끊었어"라고 대답하도록 연습을 한다.

금연일

드디어 금연일이다. 당신은 정말 축하받을 일을 하고 있다. 금연이야말로 자신의 건강을 위한 최선의 선택이다. 니코틴 패치를 몸에 붙이고 아침에 일어나면서 기쁨을 느껴보자. 금연 일주일 전에 써놓은 금연 이유를 다시 한 번 읽어보자.

이제부터 흡연할 만한 자리는 피해야 한다. 술자리도 그중 하나다. 식후에는 양치질을 깨끗이 하고, 주변을 산책한다든지 뭔가 할 일을 미리 생각해둔다. 그동안 담배에 찌든 이를 위해 스케일링을 하는 것도 좋다. 담배 생각이 날 때마다 하나, 둘, 셋, 넷을 세면서 숨을 깊이 들이쉬고 서서히 내뿜어라. 2~5분간 심호흡을 하는 사이에 마음이 가라앉을 것이다.

금연 2일째

어제는 힘들었다. 위험한 순간도 많았다. 처음 일주일은 정말 견디기 힘들다. 시작이 반이라는 속담도 있듯이 이미 절반은 온 셈이다. 잠이 오지 않는다면 금연보조제 부작용 때문일 수도 있고, 금단증상 때문일 수도 있다. 그럴 경우 니코틴 패치를 자기 전에 떼어보도록 한다.

오늘도 담배 생각이 날 때마다 하나, 둘, 셋, 넷을 세면서 숨을 깊이 들이쉬고 서서히 내뿜어라. 입이 심심할 때는 오이나 당근을 씹거나 설탕이 들어 있지 않은 무가당 껌을 씹는다. 담배 생각이 나고 우울해질 수도 있다. 그럴 때는 금연에 성공한 주변 사람에게 전화를 해서 심정을 털어놓으면 마음이 한결 편해질 것이다. 아무리 친해도 담배를 피우는 친구에게 전화하는 것은 위험하다.

금연 5일째

지금은 어떤가? 이제 중요한 고비를 넘기고 있다. 작심삼일이 되지 않도록 조심해야 할 때다. 매일 금연보조제를 사용하고 있는가? 금연보조제를 끊는다면 자칫 위험할 수 있다. 금연보조제 없이도 성공할 수 있다며 버티다가 흡연 충동 앞에 무릎을 꿇은 이가 한둘이 아니다. 쩨쩨하거나 남부끄럽다고 생각 말고 매일 아침 한 장씩 반드시 패치를 붙이고, 그리고 니코틴 대체제나 금연 보조약물을 사용하라. 담배 생각이 날 때마다 숫자를 세면서 심호흡을 해라. 오이나 당근, 무가당 껌을 씹어라. 의지가 약해지는 것 같다면 금연하려는 이유를 다시 깨끗하게 베껴서 지니고 다니면서 수시로 읽어야 한다. 술 생각이 간절하더라도 참고, 가능한 한 근처에도 가지 않는다.

금연 1주일째

이제 금단증상이 나타나는 주요 시기는 지나가고 있다. 한 주일을 넘기면 성공할 확률이 아주 높아진다. 담배 생각이 날 때마다 심호흡을 하거나 시원한 물을 천천히 마시면 생각이 사라질 것이다. 담배를 끊었는데도 기침이 나는 수가 있다. 이는 그동안 기관지에서 더러운 것을 배출하는 기능이 사라졌다가 돌아오면서 나타나는 현상이다. 일부러라도 기침을 해서 몸의 더러운 것을 밖으로 내보내야 하지 않겠는가 생각하면 불편한 느낌이 한결 줄어들 터이다.

이제 성공하는 듯싶다 해서 자기를 지나치게 시험하지는 마라. 어떤 사람은 자신의 의지를 시험한다고 일부러 술을 마시기도 한다. 이런 불필요한 시험에 빠지지 말자. 아직 안심할 때가 아니다. 우울한가? 우울증 때문에 금연 성공이 어려워질 수 있다. 이 경우 우울증 약을 복용하면 대체로 좋아진다. 심할 때는 의사를 찾아가서 상담해야 한다.

금연 2주일째

이제 금단증상은 거의 문제 되지 않을 정도가 되었다. 물론 아직도 담배 생각이 사라진 건 아니나, 금단증상의 큰 고비는 넘긴 셈이다. 정말 힘들었지만 성공이 눈앞에 있다. 담배 생각이 날 때마다 심호흡을 하거나 시원한 물을 천천히 마셔라. 자기를 시험하지 마라. 우울증이 생겼다면 우울증 약을 복용하고, 심하면 의사를 찾아가라.

금연 한 달째

금연 성공이 눈앞에 있다. 금단증상은 별반 문제가 되지 않는다. 체중이 늘고 있다면 체중 조절에 신경을 써야 한다. 운동을 규칙적으로 하고, 입이 심심할 때는 오이나 당근을 먹으면서 체중이 늘지 않도록 주의한다. 자신이 있다면 담배를 습관적으로 피우게 되는 술자리라든지 고스톱 판 등 '위험한 자리'에 한 번쯤 나가 자신이 흡연 유혹에 어떻게 반응하는지 살펴볼 필요가 있다.

금연 석 달째

축하한다. 이제 당신은 성공했다고 자부해도 좋다. 아마 몸이 꽤 좋아졌을 것이다. 가래도 사라지고, 운동할 때 발걸음이 한결 가벼울 터이다. 주변 사람들이 담배를 피울 때 그 냄새가 독하게 느껴진다면 정말 담배를 끊었다고 생각해도 된다. 자신의 성공을 거울 삼아 담배를 피우는 주변 사람에게 금연을 권할 생각이 있는가? 남들에게도 금연을 권하고 싶다면 확실히 성공한 것이다.

【 흡연자 금연지원 프로그램 】

보건소 금연클리닉

영국에서는 1999년부터 국가보건서비스(National Health Service, NHS) 차원에서 무료 금연클리닉을 운영하기 시작했다. 이 클리닉에서는 전담 금연상담사와 보건의료인들이 금연을 위한 상담과 약물요법을 시행하고 있다. 2003년의 경우 영국 전체 흡연자의 약 3%(35만 9,000명)가 이용했으며, 4주 금연성공률이 57%, 1년 금연성공률은 3~10%로 보고되었다. 홍콩에서는 2000년부터 금연보건센터(Smoking Cessation Health Center)를 운영하고 있다.

우리나라는 2004년 10월에 10개 보건소를 대상으로 금연클리닉 시범사업을 시행하여, 4주 금연성공률 61%를 보였다. 2005년부터는 전국 246개 보건소로 확대해 금연클리닉을 무료로 운영하고 있다. 흡연자가 보건소를 방문하여 금연클리닉에 등록하면 전담 금연상담사가 6개월 동안 상담과 니코틴 대체요법 등을 제공한다. 보건소 금연클리닉은 매년 약 60만 명의 흡연자가 찾은 우리나라에 대표적인 금연지원 프로그램이고, 등록자의 흡연성공률도 40% 정도로 높다.

병의원 금연클리닉

병의원 금연클리닉은 국민건강보험공단이 지원하는 금연치료 지원사업에 등록한 병의원에서 시행하고 있다. 병의원 금연클리닉에서 운영하는 금연치료 지원사업은 12주 동안 금연진료비와 금연치료 약값을 지원해준다. 2015년 담뱃값이 인상된 이후 증가된 세금의 일부를 확보하여 새로운 흡연자 금연지원 프로그램이 시작되었다. 그동안 자기 의지만으로 금연이 어려운 흡연자가 병의원에서 전문적인 금연진료를 받고, 금연약물을 처방받고 싶어도 건강보험이 금연치료비를 지원하지 않아 고가의 금연약물을 처방 받고 구입하는 것이 부담스러웠는데, 금연치료 지원사업은 흡연자의 금연치료에 경제적 부담을 최소화하고 가까운 병의원에서 금연치료를 받을 수 있도록 지원해준다.

금연치료 지원사업 참가자는 20% 정도의 본인부담금으로 초기 1~2회 금연진료를 받을 수 있고, 3회차 방문 시부터는 본인부담금 없이 해당 비용을 전액 지원받게 된다. 본 프로그램 참여자는 스스로 금연 의지를 유지할 수 있도록 격려하는 문자 서비스도 매주 받게 된다. 또한 병의원 금연클리닉을 8주 이상 다니면서 6개월 간 금연을 유지할 경우 소변 코티닌 검사를 무료로 받을 수 있으며, 금연 성공으로 판정될 경우 10만 원 상당의 건강관리 축하 선물을 받을 수 있다.

내과 가정의학과 치과 등 전국 2만여 곳의 병의원이 금연치료 지원사업에 등록되어 있으며, 2017년에만 40만 명이 넘는 흡연자들이 병의원 금연클리닉을 방문하였고, 금연성공률도 35%로 높은 것으로 보고되고 있다.

금연상담전화

금연상담전화는 국가지원으로 국립암센터에서 제공하는 무료 금연

상담 서비스로 전문적인 금연상담사가 1544-9030 전화를 이용해 흡연자와 상담해준다.

금연상담전화는 1970년대 미국 캘리포니아에서 처음 시작되어 현재는 미국의 거의 모든 주에서 시행되고 있다. 1년간 금연성공률은 10% 정도로 보고되었다. 유럽의 경우에는 2001년에 유럽 금연상담전화 네트워크(European Network of Quitlines, ENQ)를 결성하여 담배 통제와 금연에 관한 EU 회원국 간의 협력을 최대화하고 있다. 영국은 국가보건서비스에서 전국 77개 주 또는 자치구에서 총 178개 라인을 운영 중이다. 뉴질랜드는 1999년도에 상담전화 서비스를 시작했고 금연 정보와 니코틴 패치, 껌 교환권 등을 제공하고 있다.

우리나라에선 국립암센터가 보건복지부의 위탁을 받아 상담전화를 주관한다. 흡연자 누구나 전국에서 국번 없이 1544-9030으로 전화해 등록하면 무료로 금연상담 서비스를 받을 수 있다. 금연상담전화는 금연상담사가 개개인의 흡연 특성과 금연 동기를 두루 고려하며 일대일 상담을 하는 맞춤형 금연지원 서비스를 제공하고 있다. 금연상담 프로그램은 성인 남성, 여성, 청소년 등 대상자에 따라 별도의 상담 프로토콜로 나뉘어 있으며, 기간별로는 금연 준비 단계인 사전 프로그램과 7일, 30일, 100일, 1년 프로그램으로 구분된다. 금연을 결심한 흡연자에게는 금연 시작 바로 전날, 금연 시작 당일, 3일, 7일, 14일, 21일, 30일째에 전담 금연상담사가 예약된 시간에 흡연자에게 전화를 걸어 상담 서비스를 제공한다. 2개월째에는 4회, 3개월~6개월, 9개월, 1년까지는 매월 1~2회의 상담과 함께 휴대전화 단문 문자 서비스를 제공함으로써 금연 성공을 돕는다.

금연상담전화는 모든 신규 등록자에게 상담 시작 전에 금연 지침서와 함께 금연 툴킷(tool kit)을 우편으로 보내준다. 금연 툴킷에는 금연을 돕고 상기시키는 물건들 예컨대 휴대용 지압인형, 퍼즐 장난감, 물병, 금연지지 카드와 스티커 등이 들어 있다. 최근 금연상담전화로 월평균 2만 건 이상의 금연상담이 제공되고 있을 정도로 흡연자 이용률이 높고, 6개월 이상 금연성공률도 약 30% 정도로 높아, 일대일 대면상담과 비슷한 정도의 효과를 보이고 있다.

금연캠프

보건복지부의 지정을 받은 전국 17개 지역금연지원센터에서 운영하는 금연캠프는 4박5일간 진행하는 전문치료형 금연캠프와 1박2일간 진행하는 일반지원형 금연캠프가 있다.

전문치료형 금연캠프는 담배 중독이 심하여 일반적인 금연지원 서비스로 금연에 실패한 중증 고도흡연자를 대상으로 4박5일간 지역금연지원센터로 지정받은 병원에 입원하여 의료인으로부터 전문적인 금연치료를 받는 프로그램으로, 담배 중독에 대한 약물치료와 담배에 대한 심리적 의존을 극복하기 위한 집중 심리상담을 병행하는 프로그램이다. 전문치료형 금연캠프는 10만 원의 등록비가 있지만, 4박5일 간의 프로그램을 수료하는 경우 등록비를 돌려받는다. 전문치료형 금연캠프는 참가자가 중증 고도 흡연자임에도 불구하고 6개월 금연성공률이 65%에 이를 정도로 금연 효과가 높은 프로그램이다.

일반지원형 금연캠프는 1박2일간 편안한 숙박시설에서 금연 동기를 강화하기 위한 교육과 심리상담을 받고, 금연을 시작하게 하는 프로그램이다. 일반지원형 금연캠프는 무료로 운영된다. 금연캠프 역시 2015년 담뱃값 인상으로 확보한 세금으로 지원되는 흡연자 금연지원 프로그램이다. 금연캠프를 운영하는 지역금연지원센터 현황은 다음과 같다.

구분	센터명	수행기관명	대표번호
1	서울금연지원센터	가톨릭대학교 산학협력단	02-592-9030
2	부산금연지원센터	부산대학교병원	051-242-9030
3	대구금연지원센터	영남대학교병원	053-623-9030
4	인천금연지원센터	인하대학교 의과대학 부속병원	032-451-9030
5	광주금연지원센터	조선대학교병원	062-222-9030
6	대전·세종금연지원센터	충남대학교 산학협력단	042-586-9030
7	울산금연지원센터	울산대학교 산학협력단	052-233-9030
8	경기남부금연지원센터	한림대학교 산학협력단	031-385-9030
9	경기북부금연지원센터	국립암센터	031-924-9030
10	강원금연지원센터	원주산학협력단	033-746-9030
11	충북금연지원센터	충북대학교	043-278-9030
12	충남금연지원센터	순천향대학교 산학협력단	041-577-9030
13	전북금연지원센터	원광대학교병원	1833-9030
14	전남금연지원센터	화순전남대학교병원	061-372-9030
15	경북금연지원센터	경상북도 안동의료원	080-888-9030
16	경남금연지원센터	경상대학교 산학협력단	080-777-9030
17	제주금연지원센터	의료법인 연강의료재단 연강병원	064-758-9030

담배 탈출하기 개정판

초 판 1쇄 발행 2010년 7월 10일
개정판 1쇄 발행 2018년 12월 27일

지은이	서홍관 · 명승권 · 김열
펴낸이	이은숙
펴낸곳	**국립암센터** NATIONAL CANCER CENTER
등록일자	2000년 7월 15일
등록번호	일산 제116호
주소	경기도 고양시 일산동구 일산로 323번지
출판	031)920-1947
관리	031)920-1375
팩스	031)920-1959

대표전화	1588-8110
국가암정보센터	1577-8899
진료예약	031)920-1000
암예방검진센터	031)920-1212
홈페이지	www.ncc.re.kr

ISBN 978-89-92864-42-8 03510